Jessie Johnson

Tomada de decisões em equipa interprofissional e cuidados posteriores ao sobrevivente de AVC

Jessie Johnson

Tomada de decisões em equipa interprofissional e cuidados posteriores ao sobrevivente de AVC

Imprint
Any brand names and product names mentioned in this book are subject to trademark, brand or patent protection and are trademarks or registered trademarks of their respective holders. The use of brand names, product names, common names, trade names, product descriptions etc. even without a particular marking in this work is in no way to be construed to mean that such names may be regarded as unrestricted in respect of trademark and brand protection legislation and could thus be used by anyone.

Cover image: www.ingimage.com

This book is a translation from the original published under ISBN 978-3-659-84629-8.

Publisher:
Sciencia Scripts
is a trademark of
Dodo Books Indian Ocean Ltd. and OmniScriptum S.R.L publishing group

120 High Road, East Finchley, London, N2 9ED, United Kingdom
Str. Armeneasca 28/1, office 1, Chisinau MD-2012, Republic of Moldova, Europe
Printed at: see last page
ISBN: 978-620-8-12711-4

Resumo

O AVC é uma das deficiências mais comuns que pode deixar os sobreviventes incapazes de cuidar de si próprios. Os sobreviventes de AVC beneficiam mais quando são avaliados, tratados e reabilitados precocemente. Os cuidados com o AVC nos hospitais canadianos dependem cada vez mais de uma equipa de reabilitação interdisciplinar para prestar serviços de reabilitação imediatos e tomar decisões sobre o local de alta para os sobreviventes de AVC. Atualmente, há pouca investigação sobre a forma como as equipas interdisciplinares de reabilitação decidem sobre o local de reabilitação para os sobreviventes de AVC ou como os indivíduos da equipa, os sobreviventes de AVC ou as suas famílias participam e contribuem para esta decisão. Este estudo examinou a cultura da equipa interdisciplinar de reabilitação para compreender as situações específicas do cliente, clínicas e familiares consideradas pelos membros da equipa e a forma como esta informação é comunicada e avaliada durante a tomada de decisões.

Para responder à questão de investigação, o investigador realizou um estudo etnográfico de uma equipa de cuidados de saúde numa unidade de AVC de um hospital canadiano. Com base em observações da equipa interdisciplinar de reabilitação e em entrevistas com os membros da equipa, o estudo concluiu que as decisões sobre a retenção após a alta hospitalar dependiam de variáveis relacionadas com o contexto social, económico e político, das interações entre os membros da equipa e da condição dos sobreviventes de AVC ou das suas famílias e da sua capacidade e vontade de contribuir para os cuidados domiciliários.

Glossário de termos

Abbreviation	Explanation
BC	British Columbia
CAC	Community Access Coordinator
CCU	Convalescent Care Unit
EFP	External Facility Provider
FIM	Functional Independence Measure
IRT	Interdisciplinary Rehabilitation Team
LTC	Long Term Facility
OT	Occupational Therapist
P	Physiatrist
PCC	Patient Care Coordinator
PT	Physical Therapist
RLP	Registered Licenced Practitioner
RN	Registered Nurse
Rehabs	Patients waiting for stroke unit beds currently housed in other parts of the hospital
SLP	Speech Language Pathologist
SW	Social Worker
USD	United States Dollars

Agradecimentos

Uau - esta tem sido uma viagem não só para a mente, mas também para a alma. O trabalho que foi desenvolvido nesta investigação e que levou à conclusão deste doutoramento não só me fez questionar os conhecimentos que tenho enquanto cientista, mas também quem sou enquanto ser humano. Esta viagem tem sido salpicada de altos e baixos em várias bifurcações do caminho. A única coisa que se manteve constante durante todo o processo foi a minha querida família. A sua fé em mim nunca vacilou e o meu marido, abençoada seja a sua alma, esteve sempre lá para me apanhar quando caí ou para me trazer de volta à realidade quando eu estava a voar pelo ar. Teve de ouvir conversas de que nada sabia e ler extractos do meu trabalho quando lhe pediam. Foi também o meu marido que me encorajou a embarcar na viagem educativa da qual agora posso finalmente fazer uma pequena pausa. Amo-te, meu querido.

Gostaria também de agradecer à maravilhosa equipa de apoio que tive. Dra. Anne Wilkinson: Ensinou-me muito. Deixava-me sempre com uma questão para refletir e era sempre livre de expressar a sua opinião, mesmo que fosse diferente da minha. Dr.ª Gilly Smith, minha querida e doce Gilly, acho que finalmente compreendi o "e depois" que estava sempre a pedir. Sempre me apoiou e esteve sempre presente quando precisei de um ouvido atento. Dra. Claudette Kelly, voltaremos a encontrar-nos. Foi tão conhecedora e prestável quando eu estava a fazer o meu mestrado e agora está de novo no mesmo lugar ao meu lado quando estou a fazer o meu doutoramento; muito obrigada. Gostaria também de agradecer ao Dr. Eric Damer, que foi o meu editor - ensinou-me muito sobre a escrita e fez com que o meu trabalho ficasse fabuloso. Finalmente, gostaria de agradecer a todos os meus queridos amigos que tiveram de ouvir quando falei sobre o meu trabalho, durante o café, em reuniões, no bar, ao jantar. Sim, acho que já todos perceberam.

Capítulo 1
Introdução

Uma viagem de mil quilómetros começa com um único passo.

Confúcio (traduzido por Legge, 1971)

1.1 Antecedentes

O acidente vascular cerebral (AVC) é uma doença grave com graves consequências para os sobreviventes, as suas famílias e os sistemas de saúde. Normalmente, a recuperação de um AVC envolve um período relativamente curto de intervenção médica intensiva, seguido de um período muito mais longo de reabilitação que pode durar muitos anos. Muitas variáveis influenciam a qualidade dos serviços de reabilitação e os resultados em termos de saúde, mas a decisão sobre o local onde o sobrevivente é hospitalizado após o tratamento médico tem um grande impacto em todo o processo subsequente. O local de alta para a reabilitação pós-AVC tem demonstrado influenciar o nível de reabilitação de cada sobrevivente de AVC; quanto mais longa e abrangente for a reabilitação pós-hospitalização, maior será a recuperação (Fitzpatrick & Dawber, 2008). Foi demonstrado que os sobreviventes de AVC que recebem alta para casa ("para a comunidade") e recebem reabilitação contínua têm uma melhor qualidade de vida, um menor risco de re-hospitalização e um menor risco de morte prematura do que aqueles que recebem alta sem cuidados contínuos (Fitzpatrick et al., 2008). As pessoas que não podem ter alta para casa ou para a comunidade e são colocadas num centro de cuidados continuados também beneficiam da reabilitação contínua (Gagnon, Nadeau & Tam, 2005). Independentemente do destino, os sobreviventes de AVC precisam de ser colocados num ambiente onde possam receber os serviços de reabilitação que mais os beneficiarão.

A literatura de investigação indica que é necessário assegurar o melhor local de alta possível para o sobrevivente de AVC, de modo a obter um resultado de reabilitação ótimo (Gagnon, Nadeau, & Tam, 2005). No entanto, existe pouca investigação que examine especificamente quais os factores que são considerados por aqueles que planeiam a colocação pós-hospitalização do sobrevivente de AVC. Como consequência desta lacuna na literatura, o objetivo deste estudo foi investigar e descrever o processo de tomada de decisão de uma equipa interdisciplinar de reabilitação ao decidir sobre o local de alta para sobreviventes de AVC pela primeira vez após uma hospitalização de cuidados agudos. Especificamente, o estudo examinou os critérios utilizados pelos diferentes membros da equipa de reabilitação na tomada de decisão, a forma como cada membro ponderou diferentes factores de avaliação ou dados sobre o doente, a forma como a equipa chegou a uma decisão sobre a colocação, a forma como a equipa envolveu o doente e os seus prestadores de cuidados no processo de tomada de decisão e a forma como as decisões foram avaliadas depois de terem sido tomadas.

1.1.1 Prevalência e impacto dos acidentes vasculares cerebrais no Canadá. As consequências do AVC a curto e a longo prazo não devem ser subestimadas. De acordo com a British Columbia Stroke Strategy (BCSS, 2010), o AVC é um importante problema de saúde a nível mundial. De acordo com a Organização Mundial de Saúde (2012), as doenças cardíacas e o AVC são a principal causa de morte em adultos com mais de 60 anos. Após os 55 anos de idade, o risco de AVC duplica a cada 10 anos. Das pessoas que sofrem um AVC: 15% morrem, 10% recuperam totalmente, 25% recuperam com uma deficiência ligeira, 40% ficam com uma deficiência moderada a grave e 10% ficam com uma deficiência tão grave que necessitam de cuidados prolongados (Heart & Stroke Foundation, 2012). No Canadá, ocorrem 50 000 acidentes vasculares cerebrais por ano. A literatura indica que pelo menos metade dos doentes canadianos com AVC necessitam de alguma forma de reabilitação todos os anos, o que significa que o AVC custa à economia canadiana 3,6 mil milhões de dólares por ano (Heart & Stroke Foundation, 2013). O AVC é também a principal causa de incapacidade adquirida a longo prazo entre os adultos na Colúmbia Britânica (BC) (ver Quadro 1). A Heart & Stroke Foundation (2012) refere que, em 2010, 4.526 doentes na província sofreram um AVC suficientemente grave para exigir hospitalização. Destes doentes, 36% morreram no espaço de um ano após o AVC, o que o torna a terceira principal causa de morte na província. A maioria das vítimas de AVC que sobrevivem ao ataque ficam com incapacidades neurológicas e necessitam de algum tipo de cuidados a longo prazo, o que representa uma grande responsabilidade pessoal para os prestadores de cuidados e um encargo económico para o sistema de saúde.

Tabela 1: Estatísticas hospitalares selecionadas sobre cuidados no AVC na Colúmbia Britânica, por tipo de AVC. (British Columbia Stroke Strategy, 2010).

	Ischaemic	Haemorrhagic	Combined
Hospitalized stroke cases	4,240	992	5,233
Acute care days	105,825	28,665	134,490
Long-term care facility days	332,894	63,614	396,508
Deaths in hospital	1,074	377	1,451
Life years lost	35,536	9,442	44,978

Existem dois tipos de AVC: hemorrágico e isquémico. Um AVC hemorrágico ocorre quando uma pequena artéria doente no cérebro rebenta e o sangue se infiltra no tecido cerebral, privando partes do cérebro de oxigénio (Potter & Perry, 2014). Esta hemorragia é irreversível e, dependendo da localização e do tamanho da massa de sangue, pode ser fatal. O outro tipo de AVC, o AVC isquémico, é mais comum e resulta de um bloqueio do fornecimento de sangue a uma parte do cérebro causado por um coágulo sanguíneo (Heart & Stroke Fou ndation, 2012). Os doentes com um AVC isquémico recebem frequentemente medicação trombolítica para dissolver o coágulo e evitar mais danos. De acordo com a Heart and Stroke Foundation (2012), o AVC isquémico representa 85% da maioria dos AVC, enquanto o AVC hemorrágico representa os restantes 15%. Os doentes com um AVC isquémico têm frequentemente menos deterioração neurológica. Este estudo centrou-se no local de alta dos doentes que sobreviveram a ambos os tipos de AVC, assumindo que a maioria deles sobreviveu a um AVC isquémico.

1.1.2 Cuidados com o AVC nos hospitais da Colômbia Britânica. Antes de 2010, a avaliação e o tratamento de pacientes com AVC no Canadá geralmente ocorriam na unidade de terapia intensiva de um hospital. Uma vez estáveis do ponto de vista médico, os doentes eram transferidos para uma unidade médica ou cirúrgica onde recebiam reabilitação juntamente com outros doentes diagnosticados com outras doenças do sistema corporal (BCSS, 2010). Os sobreviventes de AVC só eram vistos por uma equipa de reabilitação muito tempo depois do insulto original (AVC), o que sugere que a reabilitação não era vista como particularmente importante para a recuperação total do sobrevivente nessa altura. A reabilitação não era vista como uma parte integrante da melhor recuperação possível do sobrevivente de AVC, e o início da reabilitação era visto como secundário à simples sobrevivência ao insulto inicial. Nessa altura, os sobreviventes de AVC recebiam predominantemente alta para instalações de cuidados continuados e os sobreviventes que recebiam alta para casa nem sempre recebiam serviços de reabilitação contínuos (BCSS, 2010).

Até recentemente, os cuidados aos sobreviventes de AVC na Colômbia Britânica estavam mal organizados, o que tinha um impacto negativo nos doentes e aumentava os custos para o sistema de saúde da Colômbia Britânica (BCSS, 2010). A Colômbia Britânica não era a única província do Canadá a enfrentar este problema. Em 2010, seguindo um plano nacional introduzido sete anos antes pela Heart and Stroke Foundation of Canada e pela Canadian Stroke Network, as autoridades de saúde da Colômbia Britânica desenvolveram um plano de ação provincial para o AVC para resolver as deficiências no tratamento do AVC (BCSS, 2010). Um dos objectivos do plano de ação era facilitar uma avaliação rápida, pois quanto mais cedo o doente com AVC for avaliado e iniciar a reabilitação, melhores serão os resultados para o doente (BCSS, 2010). Para atingir este objetivo, o plano de ação recomendou o desenvolvimento ou expansão de unidades dedicadas ao AVC, onde os doentes com AVC são tratados numa área específica do hospital por pessoal com conhecimentos clínicos específicos e competências no tratamento de pessoas com AVC. Sabe-se que as unidades de AVC noutros países industrializados melhoram o resultado dos sobreviventes de AVC, permitindo uma avaliação rápida e o início precoce da reabilitação (Putman, DeWitt, Beyens, & Dejaeger, 2007). Ao colocar os doentes numa enfermaria específica, foi demonstrado que a equipa de reabilitação integrada (IRT) presta cuidados que reduzem o tempo de internamento e as mortes intra-hospitalares, reforçam e apoiam os resultados dos doentes e fornecem apoio contínuo na comunidade (BCSS, 2010). Foi demonstrado que as equipas interdisciplinares melhoram os resultados da reabilitação dos sobreviventes noutras áreas, prestando melhores cuidados, especialmente quando estas equipas e outros profissionais trabalham de forma coesa e colaborativa (Headrick, Wilcock & Batalden, 1998; Grumbach & Bodenheimer, 2004; McDonaugh, 2005). De acordo com Rubenfeld e Scheffer (2010), as EIR podem conduzir a melhores resultados para os doentes, a custos hospitalares mais baixos e a estadias hospitalares mais curtas, possivelmente porque estas equipas "preparam" o cérebro para a recuperação (Teasell, Foley, Salter, & Jutai, 2008, p. 576). As unidades de AVC apoiam a capacidade da IRT para tomar decisões sobre o local de alta (Putnam, DeWitt, Beyens, & Dejaeger, 2007), o acesso precoce a uma unidade de AVC e a uma IRT "simboliza um bom tratamento do AVC no Canadá" (Teasell et al., 2008, p. 2).

Para além dos cuidados de enfermagem prestados 24 horas por dia por enfermeiros com conhecimentos e competências neurológicas adequadas, as novas unidades de AVC nos hospitais da Colômbia Britânica contam com uma equipa de especialistas em reabilitação que são responsáveis pela avaliação e pelos cuidados prestados às vítimas de AVC durante o seu internamento. Estas unidades proporcionam aos sobreviventes de AVC uma reabilitação imediata, cuidados especializados contínuos e serviços de emergência durante o período de internamento (Acello, 2006). Independentemente do tipo de AVC, todos os doentes na Colômbia Britânica que são admitidos numa unidade de AVC são imediata e continuamente avaliados por um IRT que, consciente ou inconscientemente, segue padrões específicos de tomada de decisão que têm em conta as necessidades únicas de cada sobrevivente de AVC, incluindo a sua comunidade socioeconómica e cultural (Gagnon, Nadeau, & Tam, 2005). Assim que o doente é admitido, a IRT avalia-o, propõe um plano de avaliação da reabilitação e ajuda-o com estratégias de gestão e planeamento da alta (BCSS, 2010). Esta avaliação e planeamento continuam durante a estadia do doente na unidade de AVC e podem ser modificados à medida que o doente progride ou que a situação na comunidade para a qual deseja regressar se altera. Os membros da equipa de reabilitação integrada reúnem os seus conhecimentos e experiência para tomar decisões relativas aos cuidados, incluindo a escolha crucial do local de alta para obter o melhor resultado de reabilitação (Behm & Gray, 2012).

1.1.3 Decisões IRT. Escolher o melhor local para a alta não é uma questão simples, uma vez que são muitos os factores que influenciam a decisão sobre o IRT. Os mais imediatos são frequentemente o estado funcional atual do doente (por exemplo, incluindo a sua capacidade de deambular sem assistência), o prognóstico relativamente a futuras incapacidades que possam afetar as actividades diárias, a presença de apoio social e a possibilidade de mudanças na residência futura (Meijer, Limbeek, Kriek, Ihnenfeldt, Vermeulin & de Haan, 2004). O IRT também pode considerar e consultar o cônjuge do doente (se presente), outros membros da família ou outras pessoas significativas que possam dar apoio, e outros profissionais médicos que possam ter estado envolvidos na vida do sobrevivente antes do AVC. O AVC pode não ser a única doença que o sobrevivente tem e o impacto de múltiplas co-morbidades deve ser considerado aquando da tomada de decisões. É particularmente preocupante se o sobrevivente de AVC tiver défices cognitivos neurológicos que afectem a sua capacidade de cuidar de si próprio e a sua consciência da alteração do seu funcionamento físico (Meijer et al., 2004).

Outros factores que a TRI tem em conta são os aspectos sociodemográficos ou socioeconómicos, como o acesso aos cuidados, a identidade cultural, a estrutura familiar, as competências linguísticas, a comunicação, o rendimento, o estilo de vida, o tipo de residência e a motivação. Os aspectos do sistema de saúde, incluindo as políticas institucionais, também devem ser cuidadosamente considerados. Como parte de uma estratégia abrangente de tratamento do AVC, um IRT deve considerar estas e outras questões ao decidir se deve dar alta ao doente para a comunidade (ou seja, para casa), para um centro de vida assistida ou para um centro de cuidados continuados para reabilitação.

O tipo de cuidados de saúde na Colômbia Britânica também afecta a decisão de alta. Os cuidados de saúde na província são prestados principalmente através de um sistema público de cobertura universal que é financiado e administrado conjuntamente pelos governos provincial e federal (nacional). A Lei da Saúde do Canadá de 1984 exige que os planos de seguro públicos prestem os serviços médicos necessários ao público em geral, incluindo hospitais e instalações de cuidados prolongados, sem custos adicionais para o indivíduo. O Medicare, como é chamado, tem por objetivo assegurar um acesso razoável a serviços médicos e hospitalares necessários a todos os residentes numa base segurada e pré-paga (Canada Health Act, 1984). Consequentemente, as decisões tomadas por uma IRT na Colúmbia Britânica devem ser coerentes com a política de saúde provincial e nacional.

Um aspeto desta política que afecta as decisões de uma EIR é a disponibilidade de espaço em instalações de cuidados continuados financiadas pelo Estado. Simplificando, as camas nas instalações governamentais ou as adquiridas pelos governos em instalações privadas (que podem ter um custo adicional para os doentes) são limitadas e não acompanham a procura (Janson, Murphy, Rehnby & Boudreau, 2009). Atualmente, existe uma lista de espera média de doze meses nestas instalações, pelo que os sobreviventes de AVC que procuram admissão nestas instalações permanecem num hospital público até que uma cama fique disponível numa instalação privada, resultando numa escassez significativa de camas (bloqueio de camas) nos hospitais públicos, mesmo em camas de enfermaria não especificamente designadas para sobreviventes de AVC ou diretamente em unidades de AVC.

As instituições de cuidados prolongados têm por vezes critérios de admissão restritivos, como limites de idade e normas de independência dos doentes, ou estão localizadas longe do domicílio do doente, talvez noutra província. As políticas dos governos federal e provincial relativas às instalações de cuidados prolongados ainda não resultaram em camas suficientes para satisfazer as necessidades crescentes de uma população envelhecida. O aumento dos custos e a falta de instalações de reabilitação podem levar a que os sobreviventes de AVC tenham alta para a comunidade, o que nem sempre é adequado devido à falta de prestadores de cuidados, à ergonomia da casa ou às incapacidades do sobrevivente de AVC.

A tomada de decisões em IRT é um processo complexo, mas que é fundamental para o sucesso da medicina de reabilitação. O aspeto de equipa da tomada de decisão aumenta a complexidade, uma vez que as decisões requerem necessariamente uma ampla base de conhecimentos e uma gama de conhecimentos e competências que não podem ser encontrados num único indivíduo. Só combinando os recursos de todos os envolvidos é que se pode alcançar um resultado ótimo para um determinado doente (Neuman, Gutenbrunner, Failka-Moser, Christodoulou, Varela & Guistini,..., 2010), quer se trate de doentes com AVC, como mencionado acima, ou de doentes com uma miríade de outras condições que enfrentam um longo período de cuidados crónicos (The Cochrane Collaboration, 2013).

A composição da IRT é, por conseguinte, outro fator de sucesso na tomada de decisões. Para serem bem sucedidas, as equipas devem ser constituídas por membros com conhecimentos, competências e capacidades diferentes mas complementares, bem como com respeito mútuo pelos outros membros da equipa (Neuman et al., 2009). Os membros da EIR devem ser proficientes nas suas áreas de especialização, ser capazes de partilhar a sua experiência e conhecimentos com o grupo numa linguagem comum e estar dispostos a chegar a um consenso sobre objectivos alcançáveis e mensuráveis para os doentes (Neuman et al., 2009).

Em resumo, o número de sobreviventes de AVC está a aumentar rapidamente graças aos avanços médicos e a uma melhor compreensão da necessidade de uma intervenção atempada. Este aumento da sobrevivência ao AVC conduziu a um aumento dos custos, colocando pressão sobre as despesas de saúde. É, por conseguinte, vital que os governos e as administrações hospitalares encontrem formas de reduzir as despesas, para que a qualidade dos cuidados de saúde se mantenha elevada e universalmente acessível. Vários estudos demonstraram que uma abordagem IRT pode reduzir os custos associados à hospitalização de sobreviventes de AVC e melhorar a reabilitação, assegurando a melhor alta possível, o que, por sua vez, leva a uma redução dos custos dos cuidados de saúde na comunidade. Até à data, ainda não foi estudada a forma como a IRT seleciona o local de alta para os sobreviventes de AVC e como os membros da equipa consideram os vários factores e parâmetros relevantes para a decisão, incluindo as caraterísticas do doente, as preocupações da família, a disponibilidade de instalações de cuidados, as políticas hospitalares e a dinâmica da própria equipa.

1.2 O presente estudo

Dada a gravidade do AVC e a importância de escolher um local de alta adequado, a eficácia da IRT é de grande importância para os prestadores de cuidados, os doentes e as suas famílias, especialmente porque se trata de um conceito novo na Colômbia Britânica. Se for possível compreender melhor a forma como as EIR selecionam um local de alta - como identificam e avaliam variáveis importantes e decidem qual a melhor opção - então é possível identificar as melhores práticas e trabalhar no sentido de uma maior eficácia das EIR, tanto em termos de resultados positivos para os doentes como de utilização económica dos recursos.

A forma como as EIR selecionam o local de alta é atualmente desconhecida.

Atualmente, existem poucos estudos que examinem a natureza desta decisão da equipa e o conteúdo cultural ou o processo de comunicação que contribui para as decisões sobre o local onde um sobrevivente de AVC inicia a reabilitação. Ao rever a literatura, não foi encontrado nenhum estudo que abordasse especificamente a forma como são tomadas as decisões sobre o local de reabilitação dos sobreviventes de AVC ou como os vários membros da equipa interdisciplinar de reabilitação, os sobreviventes de AVC e os seus cuidadores são envolvidos nesta decisão.

Alguns estudos existentes examinam aspectos do processo de tomada de decisão, mas de uma perspetiva ligeiramente diferente. Por exemplo, Jette, Grover & Keck (2003) efectuaram um estudo sobre os processos de tomada de decisão dos terapeutas quando decidem onde dar alta aos doentes. O estudo envolveu entrevistas com fisioterapeutas e terapeutas ocupacionais sobre as suas decisões relativamente à colocação de doentes num hospital de agudos. No entanto, o estudo incluiu apenas uma entrevista com cada participante e não captou o processo real de tomada de decisão dos participantes e as interações entre os próprios membros da equipa. No entanto, este estudo de teoria fundamentada desenvolveu um modelo que pode ser utilizado pelos clínicos como um guia para a tomada de decisões. Noutro estudo, Potthoff, Kane e Franco (1997) investigaram o processo de tomada de decisão em equipas de reabilitação e mostraram que os membros das equipas de tomada de decisão que têm pouca ou nenhuma experiência podem sentir-se inseguros e não contribuir totalmente para o processo de tomada de decisão e, consequentemente, não estão tão empenhados como outros membros mais experientes da equipa. No entanto, este estudo não examinou o processo de tomada de decisão propriamente dito. Outros estudos que analisaram a tomada de decisão em situações de cuidados de saúde não foram especificamente concebidos para sobreviventes de AVC e eram de natureza retrospetiva. Uma limitação metodológica destes estudos retrospectivos é que, nestes estudos, "... as pessoas tendem a tomar muitas coisas como garantidas quando recordam as suas decisões e, muitas vezes, apresentam as decisões retrospectivas como completamente naturais" (Paterson & Thorne, 2001, p. 337).

Consequentemente, pouco se sabe sobre quais dos muitos factores possíveis utilizados nas decisões de colocação de doentes com AVC são mais importantes na avaliação da colocação e como cada avaliação é percebida e negociada entre os membros da equipa para se chegar a um consenso na tomada de decisões. Este estudo visa, portanto, abordar estes défices metodológicos na literatura.

1.2.1 Objetivo. O objetivo deste estudo foi investigar as interações de uma EIR responsável pelas decisões de alta e descrever o processo de negociação no seio da equipa aquando da escolha do local de alta após a hospitalização em cuidados agudos. Estas interações são descritas neste estudo como a "cultura" da EIR, ou seja, a cultura, neste sentido, centra-se nas interações entre um determinado grupo de pessoas, não apenas nas suas interações verbais, mas também nas interações físicas e psicossociais. A investigação examinou os critérios e as interações utilizados pelos vários membros da equipa de reabilitação na tomada de decisões, a forma como cada membro ponderou vários factores de avaliação ou dados sobre o doente, a forma como a equipa chegou a uma decisão sobre a colocação, a forma como a equipa envolveu o doente e os seus prestadores de cuidados no processo de tomada de decisões e a forma como as decisões foram avaliadas depois de terem sido tomadas. Neste caso específico, a IRT era constituída por um fisiologista, fisioterapeutas, terapeutas ocupacionais e da fala, enfermeiros, assistentes sociais e um planeador de alta.

O objetivo da investigação para esta dissertação era determinar:
Que factores influenciam a capacidade dos membros da equipa interdisciplinar de reabilitação para selecionar o local de alta de um doente com AVC de uma unidade de AVC de um hospital da Colúmbia Britânica durante o seu processo de tomada de decisão?

As questões de investigação abordadas nesta dissertação incluem:

1. Existem factores relacionados com as políticas hospitalares, o contexto social e económico e a distribuição geográfica do sistema de cuidados de saúde na Colúmbia Britânica e no Canadá que influenciam os processos de tomada de decisão dos IRT relativamente ao local de alta?

2. Como é que o modelo de tomada de decisão, a composição e a forma como os membros interagem influenciam as deliberações e a decisão final que a IRT do hospital toma para determinar o destino da alta de um sobrevivente de AVC após o tratamento numa unidade de AVC de um hospital da Colúmbia Britânica?

3. Que factores específicos do doente, clínicos e familiares são considerados e avaliados pelos membros da equipa ao determinar o local de alta mais adequado para um sobrevivente de AVC?

1.2.2 Perspetiva. Neste ponto, é importante sublinhar a perspetiva particular do investigador que realizou este estudo. O investigador tem formação em enfermagem e trabalhou na reabilitação neurológica durante muitos anos, inicialmente como enfermeiro clínico e mais tarde como educador. Tendo trabalhado com muitos dos profissionais de saúde que agora constituem a equipa interdisciplinar de reabilitação (EIR), o investigador tinha uma relação de trabalho com estes clínicos e uma opinião profissional pessoal (preconceito) sobre as formas como os sistemas anteriores tinham funcionado mal para determinar os destinos de alta dos sobreviventes de AVC e a forma como estas decisões eram tomadas. As crenças, valores e atitudes pessoais que se encontram a este nível de experiência clínica na área de estudo não podem ser excluídas na forma como o investigador entrou no ambiente de estudo e na forma como os dados foram interpretados.

É crucial para este estudo reconhecer estes enviesamentos numa fase inicial, a fim de os reconhecer de modo a que qualquer impacto destes enviesamentos nos resultados possa também ser reconhecido. Por esta razão, foram tomadas medidas adequadas para garantir a autenticidade da análise dos dados.

A capacidade de conduzir o estudo não pode excluir a familiaridade e o nível de conforto que os membros da IRT indicaram com o observador não participante (o investigador), e por esta razão a decisão do investigador de não participar foi mantida como a forma mais adequada de observar a equipa. A entrada na equipa como (potencial) membro enfermeiro teria significado que o impacto da opinião desse enfermeiro individual sobre os outros membros da equipa teria de ser medido. Permanecer como observador simplesmente permitiu que as interações fossem observadas sem a necessidade de remover o impacto ou o viés que um observador participante contribui para os resultados.

1.2.3 Importância. Este estudo será um dos primeiros a contribuir para o limitado conhecimento atual, elucidando os factores considerados pelos membros de uma equipa interdisciplinar de reabilitação e as suas negociações para determinar a colocação de doentes com AVC após a alta. Especificamente, os resultados da investigação contribuirão para a compreensão do processo de tomada de decisão, de modo a ajudar os administradores, os profissionais e os estudantes das profissões da saúde a tomarem decisões adequadas sobre a colocação de doentes com AVC após a alta. Uma vez concluída, esta investigação pode dar um contributo importante para os cuidados de saúde de várias formas.

Em primeiro lugar, esta investigação pode contribuir para melhores resultados em termos de saúde para os sobreviventes de AVC, uma vez que investiga um processo que já foi considerado superior a outras formas de tomada de decisão noutras áreas que não a reabilitação por AVC. Saber como funciona uma TRI é o primeiro passo para melhorar a prática clínica baseada em provas das equipas de AVC. As equipas de saúde em geral podem beneficiar dos resultados desta investigação, aplicando as lições aprendidas com esta experiência. Os resultados da investigação podem ajudar a identificar opções para alterar um processo de tomada de decisão existente ou fornecer orientações às equipas interdisciplinares que se deparam com um processo mal definido de avaliação do doente, avaliação das necessidades e encaminhamento para os serviços. A partir dos resultados desta e de outras investigações semelhantes, poderá surgir uma ferramenta de avaliação mais objetiva e baseada em provas.

Em segundo lugar, os educadores das profissões da saúde podem incorporar estes resultados da investigação nos seus programas de ensino e formação, a fim de preparar os profissionais para tomarem decisões eficazes que tenham em conta as diferentes perspectivas dos membros da equipa, bem como dos doentes e dos seus prestadores de cuidados.

Por último, sugere-se que esta investigação pode contribuir para a eficiência do sistema de saúde. Uma vez que as decisões de IRT demonstraram reduzir as exigências do sistema de saúde, tanto no hospital como após a alta, esta investigação pode levar a uma redução das exigências dos recursos de saúde. À medida que a população envelhece e o número de sobreviventes de AVC aumenta, o custo dos serviços de reabilitação irá aumentar. Ao assegurar que as decisões de alojamento são tomadas corretamente desde o início, as EIR podem reduzir as despesas com recursos. Esta investigação dá um contributo importante para o debate sobre as melhores práticas na prestação de cuidados de saúde dentro dos recursos disponíveis.

1.3 Resumo

O acidente vascular cerebral (AVC) é uma doença grave que normalmente requer um longo período de reabilitação. Decidir onde colocar um sobrevivente de AVC para este longo tratamento é importante não só para o resultado de saúde do doente (e da sua família), mas também para a viabilidade económica do sistema de saúde. Recentemente, as equipas de reabilitação integradas têm-se tornado cada vez mais responsáveis pela decisão do local de alta, uma vez que estudos anteriores sugerem que estas equipas tomam geralmente melhores decisões. Embora as decisões de colocação de doentes tenham sido estudadas por vários investigadores até à data, não sabemos realmente como é que as equipas de profissionais negoceiam um conjunto complexo de variáveis para chegarem às suas decisões. A investigação anterior centrou-se na identificação de factores preditores positivos e negativos que influenciam o local de alta, negligenciando o próprio processo de tomada de decisão. Este estudo procura colmatar esta falta de conhecimento através de um estudo etnográfico de uma equipa de investigação interdisciplinar que negoceia decisões de alta para sobreviventes de AVC. O que está em causa são melhorias nos IRTs, melhores resultados de saúde para os sobreviventes de AVC e outros doentes de reabilitação, e maior eficiência do sistema de saúde. Para familiarizar o leitor com os resultados deste estudo, é apresentada uma panorâmica da literatura relevante e é descrita a metodologia de investigação utilizada no estudo. As conclusões dos dados são apresentadas em grupos temáticos que estão estreitamente alinhados com as questões de investigação originais, que se relacionam com o contexto, a equipa e os factores relacionados com o doente e com a forma como estes influenciam a tomada de decisões da equipa interdisciplinar. Por fim, os resultados são discutidos, as implicações para a prática clínica são destacadas e são feitas sugestões para investigação futura.

Capítulo 2
Revisão da literatura
Não há nada que não possamos superar, conquistar e vencer.
Ella Wheeler Wilcox

2.1 Introdução

O objetivo deste capítulo é fornecer uma visão geral das várias influências sobre as decisões de uma equipa de reabilitação integrada, começando pelas políticas gerais que regem os cuidados de saúde no Canadá. A natureza do sistema de saúde pública "universal" do Canadá afecta muitos aspectos de uma EIR, desde a atribuição de recursos e a existência de unidades de AVC nos hospitais até à administração de medicamentos e à disponibilidade de instalações de cuidados. Por conseguinte, este sistema é o primeiro componente analisado na revisão da literatura. A seguir ao sistema global de cuidados de saúde, este capítulo examina a natureza da própria EIR e considera a literatura sobre a dinâmica da equipa, como a coesão e o respeito mútuo, o estilo de liderança, as atitudes dos membros da equipa, a cultura e a identidade profissional. Uma vez que cada equipa pode adotar um de vários padrões de tomada de decisão, foi também analisada a literatura sobre as três opções (paternalista, centrada no consumidor e partilhada). Por último, as caraterísticas dos doentes e das suas famílias desempenham um papel fundamental nas decisões de TRI. Este capítulo analisa a literatura sobre vários factores pessoais e familiares (por exemplo, idade, sexo, independência funcional, estado civil, apoio familiar). No seu conjunto, esta literatura fornece uma base importante para o presente estudo, que explora a forma como vários factores influenciam as decisões tomadas pelos membros de uma equipa interdisciplinar de reabilitação ao seleccionarem um local de alta para um sobrevivente de AVC. Antes de apresentar a literatura nestas quatro áreas, este capítulo explica brevemente os critérios utilizados para fazer a seleção.

2.2 Estratégia de pesquisa

Utilização de palavras-chave da literatura previamente conhecidas pelo investigador (tais como "equipa interdisciplinar", "tomada de decisão", e "Stroke"), foram pesquisadas bases de dados para identificar literatura fundamental e desenvolver um instrumento de inquérito. O investigador utilizou as bases de dados CINAHL, Sage, Science Diret, JSTOR e PudMed para publicações de 2005-2013 nas ciências da saúde, clínicas e sociais. Este período de tempo foi escolhido para garantir a literatura de investigação mais atual na área temática. No entanto, foram também incluídos artigos básicos sobre gestão do AVC, reabilitação e equipas interdisciplinares publicados anteriormente.

A literatura analisada para este estudo incluiu artigos de investigação que utilizaram métodos de investigação qualitativos e quantitativos. Estes artigos apresentavam estudos sobre a tomada de decisões, a etiologia e o tratamento do AVC, e a utilização de equipas de reabilitação interdisciplinares no tratamento de doentes com AVC e outras doenças. Foram excluídos os artigos que não se enquadravam na área temática ou que se centravam essencialmente na avaliação do doente com AVC e não especificamente na decisão sobre o local de alta de um sobrevivente de AVC. Foi identificado um total de 162 artigos através da pesquisa detalhada de palavras-chave acima referida, dos quais 110 foram incluídos numa revisão de resumos com base na relevância do título do artigo. Dos 110 artigos de investigação revistos, 63 foram incluídos nesta revisão com base na relevância do estudo ou do artigo para a questão de investigação desta dissertação.

2.3 Política e financiamento da saúde no Canadá

O Canadá é um Estado federal em que os poderes e as responsabilidades estão divididos entre os governos provinciais e territoriais e o governo federal. As províncias são responsáveis pelos cuidados de saúde e outros serviços sociais, embora o governo canadiano tenha introduzido um programa nacional de "cuidados de saúde públicos universais" financiados pelos impostos em 1966. A legislação nacional foi renovada em 1985 com o Canada Health Act. Províncias como a Colúmbia Britânica organizam os cuidados de saúde de forma independente, mas o governo federal impõe um certo nível de portabilidade entre províncias e financia os cuidados de saúde das províncias através de transferências monetárias e fiscais, de acordo com determinados critérios, cujos pormenores são frequentemente debatidos. Os cidadãos que satisfazem os critérios de elegibilidade não são obrigados a pagar os seus serviços médicos a nível local, enquanto os médicos, laboratórios, hospitais e outros prestadores de serviços médicos são facturados aos governos provinciais numa base de taxa por serviço. Assim, apesar do financiamento público, o "sistema" canadiano inclui uma parte significativa de cuidados de saúde privados.

2.3.1 Medidas governamentais que influenciam a decisão de dar alta a doentes com AVC. As várias políticas de saúde promulgadas pelas províncias e, em certa medida, pelo governo federal, afectam os serviços que são efetivamente prestados. Na Colúmbia Britânica, o Plano de Serviços Médicos (MSP) cobre os serviços clinicamente necessários prestados por um médico, incluindo cuidados de saúde e testes de diagnóstico, embora os doentes paguem um prémio mensal com base no tamanho da família. Os serviços não cobertos pelo MSP incluem cuidados quiropráticos, fisioterapia e apoio preventivo, o que pode constituir um problema para um sobrevivente de AVC que necessite de mais reabilitação mas não a possa receber no hospital financiado pelo MSP. Neste caso, o sobrevivente terá de pagar por serviços privados, se estes estiverem disponíveis. Os cuidados de longa duração não são financiados publicamente ao abrigo da Lei da Saúde do Canadá, sendo da responsabilidade exclusiva das províncias e territórios. As autoridades sanitárias provinciais e territoriais gerem as instalações e prestam serviços e programas em nome dos idosos (Organização para a Cooperação e o Desenvolvimento Económico, 2011). Os cuidados de longa duração são financiados através de subsídios de transferências sociais e exigem taxas de utilização baseadas no rendimento. No entanto, o governo federal presta cuidados de longa duração aos veteranos e aos nativos americanos. Os indivíduos que desejem viver em instalações privadas são os únicos responsáveis pelo pagamento.

Figura 1: Fontes de financiamento para instalações de cuidados pós-hospitalares para sobreviventes de AVC (desenvolvido para este estudo).

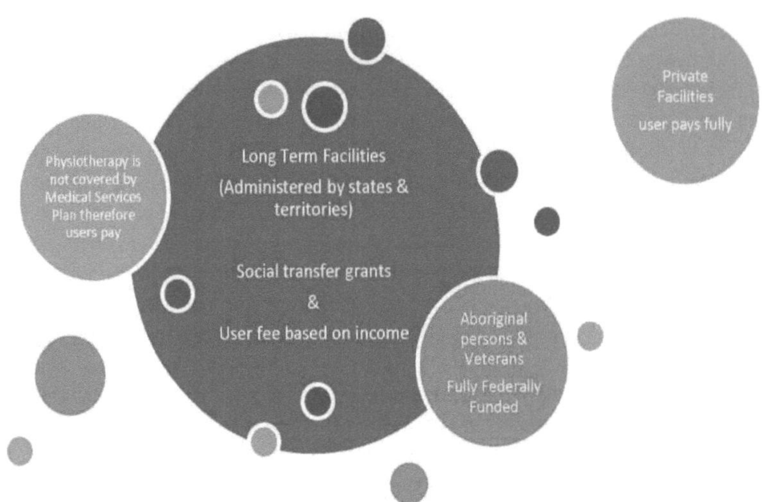

No entanto, a política estatal relativa aos cuidados a prestar aos sobreviventes de AVC é relativamente recente. Antes da iniciativa federal de 2000 relativa ao AVC, não existiam diretrizes específicas para o tratamento de doentes com AVC; os sobreviventes de AVC eram admitidos no serviço de urgência em qualquer cama hospitalar disponível, como qualquer outro doente. Não existiam diretrizes claras para a utilização de medicamentos específicos para o AVC; a decisão ficava ao critério do médico. A Iniciativa Federal para o AVC de 2000 introduziu a diretriz "Pathways to Stroke Care", que proporcionou uma abordagem coordenada aos cuidados no domínio do AVC. Esta diretriz forneceu orientações sobre quando os doentes devem ser admitidos no serviço de urgência para tratamento do AVC agudo, se devem receber cuidados paliativos ou ser transferidos para uma unidade interna de AVC, o âmbito da reabilitação em regime de internamento e ambulatório, o papel das clínicas de prevenção secundária e a avaliação contínua (The Canadian Stroke Strategy's Transition of Care Model, julho de 2012).

1.1.2 Políticas hospitalares que influenciam as decisões sobre os doentes com AVC. O contexto hospitalar desempenha um papel importante no tratamento de doentes com AVC e, por conseguinte, afecta a decisão de para onde o doente é transferido após a hospitalização. Os doentes internados num hospital estão sujeitos aos procedimentos, tradições, políticas escritas, requisitos legais, rotinas e muito mais da instituição. Os hospitais podem adotar as orientações federais ou desenvolver as suas próprias orientações. De particular relevância para este debate é a política do hospital relativamente ao rastreio do AVC, à administração de medicamentos e à disponibilização de camas no hospital onde o rastreio teve lugar.

2.3.1.1*A importância de uma admissão rápida e de uma avaliação precoce.* De acordo com Kalra e Langhorne (2007), muitos sobreviventes de AVC beneficiam do facto de receberem cuidados especializados o mais rapidamente possível. Antes de chegarem ao hospital, os doentes com AVC beneficiam de um rápido reconhecimento dos sintomas, de cuidados de emergência eficazes, de uma avaliação pré-hospitalar óptima e de um transporte rápido para o hospital mais adequado. Uma vez no hospital, o tempo perdido na admissão pode levar a mais danos cerebrais, pelo que a admissão rápida é essencial tanto nos cuidados pré-hospitalares como no serviço de urgência (BCSS, 2010). De acordo com o National Heart, Lung, and Blood Institute (2013), o tratamento imediato reduz a incapacidade após um AVC. Uma vez que o prognóstico de um doente é afetado pela avaliação precoce, as políticas de admissão e avaliação hospitalar podem influenciar a decisão de realizar a TRI. Por exemplo, os hospitais podem implementar o "processo de percurso do AVC" para determinar de forma rápida, clara e eficiente o tratamento que cada sobrevivente de AVC deve receber durante a sua estadia no hospital. O processo também permite a notificação precoce da IRT para que possam intervir imediatamente para avaliação.

A política hospitalar também pode facilitar ou dificultar a utilização de avaliações adequadas, uma vez que os hospitais podem decidir se oferecem avaliações abrangentes e se as adoptam como política. Kalra e Langhorne (2007) sugerem que as avaliações exaustivas específicas do AVC estão associadas a melhores resultados, em particular as avaliações da deglutição e aspiração, a deteção precoce de infecções, a manutenção da hidratação e nutrição, a deambulação precoce e os objectivos específicos para a função e comunicação com os doentes e as suas famílias. As recomendações de Kalra e Langhorne basearam-se na extrapolação do impacto das equipas interdisciplinares de outras especialidades no sobrevivente de AVC e na sua experiência de uma abordagem pouco estruturada dos cuidados. As observações de Kalra e Langhorne de 2007 são consistentes com Fung (2004). Os sobreviventes de AVC que "recebem uma reabilitação abrangente e intensiva imediatamente após o AVC têm mais hipóteses de regressar à comunidade" (Fung, 2004, p. 4). O estudo dos custos (não só para o sistema de saúde, mas também para os sobreviventes e as suas famílias) seria a única forma de medir verdadeiramente o impacto da passagem de uma abordagem não estruturada da reabilitação do AVC para uma nova abordagem integrada de equipa da reabilitação do AVC.

Uma política hospitalar comum que tem impacto nos sobreviventes de AVC é a utilização da Medida de Independência Funcional (MIF), um instrumento popular utilizado inicialmente na admissão que documenta as capacidades do doente, que são depois utilizadas como base para várias decisões sobre o tratamento e a alta para outros locais (Mauthe, Haat, Hayn, & Krall, 1996; Nguyen, Page, Aggarwal, & Henke, 2007;

McKenna, Tooth, Strong, & Ottenbacker, 2000). A aplicação rápida e precisa da MIF fornece uma base fiável para um IRT. Os hospitais podem decidir se querem oferecer estas avaliações abrangentes e adoptá-las como política. Sem a sua aplicação objetiva, os doentes podem apresentar-se de forma diferente a uma TRI e a diferentes membros dessa equipa, influenciando a decisão sobre o local de alta. Podem também ser utilizados outros instrumentos de avaliação, mas a fiabilidade e a validade da MIF foram bem estudadas no diagnóstico do AVC, pelo que a sua utilização foi aceite em muitos hospitais canadianos como uma diretriz que orienta os prestadores de cuidados e permite à TRI monitorizar a evolução da reabilitação do doente com AVC.

2.3.1.2Administração de medicamentos. Uma intervenção médica específica que é crítica no AVC isquémico é a administração imediata da proteína activadora do plasminogénio tecidular (tPA) (BCSS, 2010). Os hospitais determinam como e quando utilizar o tPA, o que pode ter um impacto significativo no prognóstico do doente. Os ensaios clínicos demonstraram que o tPA é altamente eficaz quando administrado no prazo de 4,5 horas após um AVC, uma vez que reduz a probabilidade de mais danos cerebrais, reduzindo assim a mortalidade e a dependência da reabilitação pós-AVC (Demchuk & Bal, 2012). No Canadá, se o doente não comparecer no serviço de urgência dentro deste prazo, não receberá tPA e arrisca-se a reduzir as suas hipóteses de reabilitação completa. A utilização deste medicamento após o tempo recomendado de 4,5 horas demonstrou melhorar os resultados dos doentes apenas de forma limitada (Demchuk & Bal, 2012). Infelizmente, os atrasos no tratamento também podem dever-se ao facto de os doentes não reconhecerem ou ignorarem os sinais de AVC ou viverem numa zona rural longe de um hospital bem equipado. No entanto, os hospitais podem ser mais ou menos agressivos na utilização de tPA, dependendo do pessoal médico disponível. A BC Stroke Strategy (2010) estima que, em 2009/2010, apenas 5-10% dos doentes com um primeiro AVC isquémico chegaram a um hospital suficientemente cedo para serem considerados para tPA, embora este número seja superior às taxas anuais anteriores. Os dados em que se baseia esta estimativa não são claros nos documentos da estratégia de AVC e podem dever-se à falta de uma comunicação sólida desta informação ou a ferramentas de recolha de dados limitadas relacionadas com a gestão do AVC. É necessário clarificar o(s) método(s) e as ferramentas de recolha de dados para melhorar estas estimativas.

Como resultado, as políticas hospitalares que facilitam a utilização de tPA influenciam as decisões de IRT. Não só os resultados de saúde dos doentes são melhorados, como também os custos de reabilitação são reduzidos. De acordo com a British Columbia Stroke Strategy (2010), por cada 1000 doentes que recebem tPA, menos 100 doentes necessitam de cuidados de acompanhamento, reduzindo os custos ao longo da vida dos sobreviventes de AVC em quase 4000 dólares, encurtando o tempo de internamento hospitalar e reduzindo a taxa de readmissões ou recorrências após a alta hospitalar.

2.3.1.3Disponibilidade de espaço no hospital. Finalmente, a política hospitalar afecta uma caraterística muito básica dos cuidados agudos: a disponibilidade de uma cama para cada doente. O sistema de saúde canadiano, tal como o sistema de saúde público australiano, está sob pressão constante para disponibilizar camas nas áreas agudas do hospital para os doentes tratados no serviço de urgência. A fim de minimizar o tempo de permanência dos doentes no serviço de urgência, estes são encaminhados para a reabilitação o mais rapidamente possível (Teasell, Meyer, Foley, Salter & Willems, 2009). Regra geral, os doentes atendidos no serviço de urgência a quem é diagnosticado um AVC são imediatamente admitidos numa cama de agudos noutro local do hospital, de preferência na unidade de AVC se esta estiver disponível, e aí tratados por uma equipa especializada. No entanto, se não houver camas disponíveis, os doentes podem esperar no serviço de urgência ou noutra enfermaria até que o lugar ideal fique livre. Os responsáveis pelas enfermarias e pelos departamentos reúnem-se semanalmente para discutir a forma de libertar camas para AVC, de modo a que ninguém tenha de esperar numa cama onde não esteja a receber tratamento neurológico especializado. Os hospitais podem transferir um sobrevivente de AVC para uma "cama flexível" para dar lugar a um sobrevivente de AVC agudo que esteja a aguardar no serviço de urgência, ou podem dar alta a doentes estáveis para continuarem a receber cuidados em ambulatório. Os médicos das urgências têm também o dever de reconhecer as pessoas que podem ser tratadas em ambulatório e não as admitir numa cama de enfermaria. Atualmente, não existem provas que apoiem ou descrevam estes processos hospitalares na Colúmbia Britânica, Canadá. A falta de provas sugere que estes processos não foram descritos de todo, ou pelo menos não de uma forma que justifique a sua publicação. Uma compreensão clara destes processos é fundamental para mapear os percursos dos doentes, não apenas daqueles que sobreviveram a um AVC. Sem esse mapeamento de processos, o financiamento de cada passo do tratamento não pode ser medido com exatidão, uma vez que nem os passos nem os processos para os alcançar estão descritos. A falta de uma medição duradoura e válida requer estimativas para o financiamento dos cuidados de saúde e os orçamentos podem, por isso, ser subestimados (ou sobrestimados), o que, por sua vez, afecta a capacidade dos prestadores de prestar aos utilizadores finais os cuidados de saúde que estes merecem (e esperam).

Além disso, a falta de clareza sobre os serviços, resultante de um mapeamento inadequado dos processos, pode levar à duplicação de serviços. Esta análise dos dados relativos ao percurso dos doentes no hospital revelou uma oportunidade para a política de saúde canadiana analisar esta falta de dados sobre a base da prestação de serviços.

Nas enfermarias ou no serviço de urgência, os sobreviventes de AVC recebem uma reabilitação mínima e, embora a IRT esteja ciente da sua presença no hospital, só os pode visitar com a frequência que a carga de doentes na enfermaria de AVC permitir. Na maioria dos casos, isto não é o ideal para as necessidades do sobrevivente de AVC.

Uma política recente de uma região de saúde da Colômbia Britânica apela à alta precoce dos idosos para casa com o apoio de equipas ambulatórias (Interior Health Authority, 2013). Esta preocupação em disponibilizar camas para os doentes pode influenciar as decisões de alta tomadas pela IRT.

2.3.3 Enfermarias de AVC. De todas as medidas que afectam os cuidados e o tratamento dos doentes com AVC, a decisão de ter uma unidade de AVC e uma equipa de reabilitação integrada é provavelmente a mais importante. No Canadá, estas decisões resultam de uma proposta de 2003 da Heart and Stroke Foundation para a criação de unidades dedicadas ao AVC nos hospitais. Embora a proposta tenha sido aceite em princípio, as províncias tiveram de desenvolver as suas próprias estratégias e implementar as recomendações necessárias se cada hospital quisesse criar uma unidade dedicada ao AVC. Nos últimos dez anos, foram desenvolvidas estratégias provinciais para o AVC em Ontário, Alberta, Nova Escócia e Colúmbia Britânica. O objetivo destas estratégias era integrar as unidades de AVC com os serviços disponíveis numa ala dedicada dos hospitais e prestar cuidados de reabilitação imediatos aos sobreviventes de AVC. Para além dos cuidados contínuos habituais, estas unidades de AVC contam com uma equipa de reabilitação completa cinco dias por semana, oito horas por dia, e um fisioterapeuta aos fins-de-semana. A equipa especializada em AVC proporciona continuidade de cuidados, incluindo a prestação de serviços de emergência e de reabilitação durante a estadia do sobrevivente de AVC (Acello, 2006).

Antes da criação das unidades de AVC, os sobreviventes de AVC eram colocados em todo o hospital para cuidados agudos e só mais tarde eram vistos por um fisioterapeuta e possivelmente por um terapeuta ocupacional. O resultado eram longas estadias hospitalares para os sobreviventes de AVC e uma decisão sobre o local de alta baseada principalmente na preferência do médico (Gagnon, Nadeau, & Tam, 2005). Nas unidades especializadas em AVC, os sobreviventes de AVC são agora tratados por equipas que respondem a uma série de necessidades de saúde e preferências pessoais (Langhorne & Duncan, 2001). O resultado é uma redução significativa da incapacidade e da mortalidade dos sobreviventes de AVC, até 30%, independentemente da idade, género ou gravidade do AVC (British Columbia Stroke Strategy, 2010). Como mencionado acima, os dados em que esta afirmação se baseia não são claros nos documentos da estratégia para o AVC e podem dever-se à falta de comunicação fiável desta informação ou a ferramentas de recolha de dados limitadas relacionadas com a gestão do AVC. É possível que outros factores, como a melhoria do transporte para os hospitais que podem fornecer intervenções, ou melhorias no estilo de vida após o AVC, possam ter tido impacto na incapacidade, mortalidade e gravidade do AVC. Sem a consideração (ou pelo menos a articulação) dos factores tidos em conta nestas declarações, a fiabilidade das mesmas é questionável, tal como a generalização dos resultados desses relatórios.

De acordo com um estudo realizado por Duncan, Zorowitz, Bates e Choi (2005, p. 2), os cuidados prestados aos sobreviventes de AVC que não foram admitidos diretamente numa unidade especializada em AVC "não estavam bem coordenados". Por muito que este estudo esteja na base de grande parte da mudança implementada no Canadá, há pouca menção no artigo do método ou das ferramentas utilizadas para recolher os dados para provar a validade ou transferibilidade das suas observações.

2.3.4 Diretrizes para a alta de doentes com AVC em hospitais que influenciam as decisões. Os hospitais não têm apenas protocolos específicos para a admissão de todos os sobreviventes de AVC, mas também protocolos e diretrizes que ditam como e quando o sobrevivente deve ter alta. Por exemplo, as vias de acesso ao AVC mencionadas anteriormente especificam quais os exames que devem ser pedidos a um sobrevivente de AVC e como devem ser efectuados, incluindo os exames em que se baseia a decisão de alta. Idealmente, a IRT toma a decisão sobre o local da alta com base numa série de variáveis, e não apenas na política do hospital, mas o momento é por vezes determinado pela administração, tendo em conta a disponibilidade de camas e as receitas do hospital.

É muito provável que a pressão administrativa afecte a decisão de dar alta aos doentes para unidades de cuidados continuados. Os doentes com AVC que aguardam a alta para um centro de cuidados continuados recebem uma reabilitação mínima na unidade de AVC até que haja uma cama disponível num centro, o que pode demorar até seis meses. Uma vez tomada a decisão de dar alta a um doente para uma unidade de cuidados continuados, o doente com AVC é responsável pelo pagamento de uma taxa mensal pela sua cama de cuidados intensivos até à altura da alta (Health Link BC, 2013). Este facto levou ocasionalmente a que as famílias abandonassem o doente com AVC se não quisessem ou não pudessem cobrir os custos dos cuidados médicos enquanto o doente espera por uma cama de cuidados prolongados. Quando as camas do hospital estão cheias, a administração pressiona o pessoal médico para dar alta ou transferir os doentes. No caso dos doentes com AVC, o pessoal pode sentir-se obrigado a dar-lhes alta para casa antes de o doente estar pronto, porque os doentes com AVC que estão programados para regressar a casa podem precisar apenas de três meses para estarem clinicamente aptos e ainda beneficiarem de reabilitação (BCSS, 2010). As políticas administrativas destinadas a dar alta aos doentes do hospital o mais rapidamente possível têm um impacto particular nos decisores inexperientes (Oyeyemi & Sedenu, 2010).

Outra política de alta que tem impacto nas decisões de IRT é a utilização de uma ferramenta de medição, como a Medida de Independência Funcional (MIF) acima referida. A MIF é utilizada não só para avaliar os doentes aquando da admissão no hospital, mas também, talvez mais importante, para determinar quando e para onde um doente pode ter alta. Os 18 itens da MIF avaliam o nível de incapacidade e as necessidades de cuidados de um doente. Treze itens definem o grau de incapacidade na função motora e cinco itens definem o grau de incapacidade na função cognitiva nas áreas dos autocuidados, controlo dos esfíncteres, transferências, locomoção e cognição social (Uniform Data Systems, 2012). Cada um dos 18 itens é pontuado numa escala ordinal de 7 pontos, em que 1 indica assistência completa e 7 indica independência completa. A soma das pontuações dos itens descreve a gravidade da deficiência de uma pessoa e reflecte a quantidade de assistência de que uma pessoa necessita para realizar as suas actividades diárias. Com base nas pontuações iniciais da MIF no momento da admissão, a equipa define objectivos funcionais para o doente, de modo a demonstrar que este está pronto para a alta. Estes objectivos constituem a base do registo de progresso do doente, para que a equipa de especialistas possa avaliar se o doente atingiu um determinado nível de reabilitação. Estes objectivos são uma referência para o doente com AVC trabalhar e ajudam o IRT, juntamente com o FIM, a determinar um objetivo de alta para o doente com AVC. Existem outras ferramentas para medir os resultados da reabilitação, mas a MIF é a ferramenta mais utilizada no domínio da reabilitação.

2.3.5 Opções de alta para o AVC. A organização e a prestação de cuidados de saúde na Colúmbia Britânica criaram uma gama fixa de opções de alta que uma IRT pode considerar. Os sobreviventes de AVC têm alta hospitalar para a comunidade (normalmente para a casa do doente), para uma unidade de cuidados continuados (ALF) ou para uma unidade de cuidados continuados (LTC) para reabilitação. Entre a hospitalização e a colocação numa ALF ou LTC, alguns doentes com AVC são colocados em instalações de curta duração. O tempo que uma pessoa pode ficar num estabelecimento de curta duração depende do financiamento que o estabelecimento recebe. No entanto, na área de influência deste estudo, a duração não excedeu os 90 dias.

De acordo com Acello (2006), por cada 100 sobreviventes de AVC tratados por uma equipa de reabilitação interdisciplinar, cinco podem ter alta para casa e trabalhar de forma independente. Os sobreviventes de AVC que recebem alta para casa necessitam de apoio de familiares e prestadores de cuidados, dependendo das suas necessidades imediatas. Também beneficiam de serviços contínuos de reabilitação em ambulatório.

Outros sobreviventes de AVC podem ter alta para uma unidade de vida assistida, descrita por Law (2012) como um ambiente residencial que combina uma vida semelhante a um apartamento com hospitalidade, como refeições e tarefas domésticas ligeiras, e determinados serviços prescritos, como assistência nas actividades da vida diária, armazenamento e administração de medicamentos, preparação de alimentos e monitorização da ingestão de alimentos e, por vezes, reabilitação física intensiva. Por último, um sobrevivente de AVC pode ter alta para uma unidade de cuidados continuados que presta uma série de serviços diretos a cada residente, que podem ou não incluir reabilitação. Kumlien e Axelsson (2002) referem que pelo menos 40% de todos os sobreviventes de AVC necessitam de assistência para realizar as actividades da vida diária; destes, 10% podem necessitar de ser colocados num centro de cuidados continuados.

O estado físico e psicológico do sobrevivente de AVC e as circunstâncias sociais têm uma grande influência na opção que um IRT escolhe (Jorgensen, Kammersgaard, & Houth, Nakayama, Raaschou, Larsen & Olsen 2000), tal como a situação anterior ao AVC (uma pessoa que era solteira antes do AVC pode não ter um cuidador principal a considerar ao escolher um destino pós-AVC). Além disso, embora seja desejável enviar os sobreviventes de AVC de volta para a sua antiga cidade natal, para que possam manter as suas relações e apoio social, isso pode não ser possível, dependendo da sua situação financeira ou do nível de cuidados na sua comunidade de origem. O Canadá, tal como a Austrália e partes dos EUA, tem grandes áreas rurais com cuidados médicos limitados.

As instituições de cuidados prolongados também têm as suas próprias políticas que fornecem diretrizes claras e firmes para a admissão. A política da Colômbia Britânica estabelece que a admissão numa unidade de cuidados continuados deve ser evitada a todo o custo, exceto se todas as outras opções tiverem sido esgotadas. Atualmente, não existe uma política governamental uniforme que defina o nível de serviços de reabilitação a prestar em instalações de curta ou longa duração, principalmente devido ao facto de estas instalações serem geridas por privados.

Na Austrália, os serviços de cuidados para idosos financiados pelo Estado são prestados a pessoas idosas que necessitam de alojamento assistido e de cuidados pessoais ou de enfermagem. Há também um pequeno número de pessoas mais jovens com deficiência que vivem em instalações residenciais de cuidados para idosos financiadas pelo Estado. O Aged Care (Living Longer Living Better) Act 2013 estabelece as expectativas mínimas para os serviços financiados pelo governo; no entanto, tal como no Canadá, esta política não abrange os serviços de reabilitação na Austrália (Governo Federal, 2014).

A equipa de reabilitação deve considerar cuidadosamente os benefícios e as limitações de cada destino, equilibrando o apoio técnico disponível com o impacto emocional do ambiente, de modo a tomar uma decisão sobre o local de alta para todos os sobreviventes de AVC.

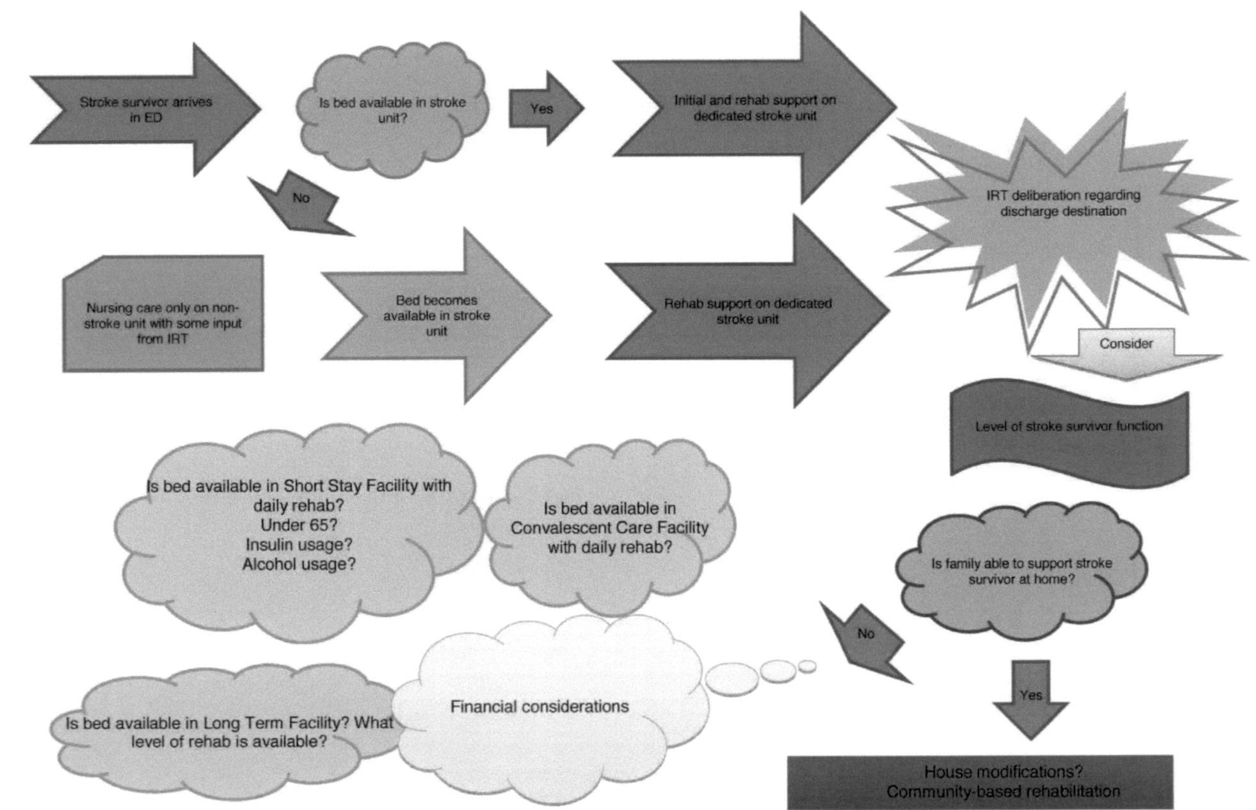

Figura 2: Relação entre financiamento e disponibilidade de camas (desenvolvida neste estudo).

2.4 Equipas interdisciplinares de reabilitação

Os membros de uma EIR trabalham no âmbito das políticas institucionais gerais acima referidas, mas também trabalham no contexto da sua equipa. Uma vez que a EIR desempenha um papel tão importante no processo de tomada de decisão, a coordenação das suas funções únicas, das caraterísticas dos membros e do ambiente é fundamental para tomar uma decisão eficaz (Grumbach & Bodenheimer, 2004). A investigação sobre o trabalho em equipa nos cuidados de saúde começou na década de 1940, com um forte enfoque social na cronicidade, e evoluiu para a colaboração médico-doente nas décadas de 1960 e 1970 (Cummings, 1978). Nas últimas duas décadas, a investigação sobre o trabalho em equipa centrou-se no envolvimento de todos os participantes. A investigação tem-se debruçado sobre as caraterísticas de uma equipa eficaz, mas pouco se relaciona com as equipas de cuidados de saúde e nenhuma com a especialidade de reabilitação neurológica (Booth & Hewison, 2002). Embora exista um conjunto crescente de literatura que descreve os factores gerais considerados pelas equipas de cuidados de saúde, há poucos estudos que examinem a forma como os aspectos da equipa multi ou interdisciplinar influenciam a decisão de colocar sobreviventes de AVC em reabilitação ou como os diferentes intervenientes contribuem para esta decisão.

Embora Pratt e Patel (2008) lamentem a falta de literatura que demonstre os benefícios das equipas, outras investigações confirmam, de um modo geral, que a abordagem em equipa pode ser muito bem sucedida e que os benefícios para o doente são maiores quando os especialistas trabalham em conjunto do que quando um único profissional toma uma decisão (Headrick, Wilcox, & Betalden, 1998; McDonaugh, 2005). Os problemas médicos complexos podem exigir os conhecimentos de uma série de especialistas, como fisioterapeutas, terapeutas ocupacionais, enfermeiros e fisioterapeutas (Periyakoil, 2008). (Um fisiologista, também conhecido noutros locais como médico consultor de reabilitação, é um médico especializado em reabilitação). Manter a integridade de uma IRT pode ser difícil se os membros não partilharem o objetivo comum de escolher o melhor local de alta para o doente com AVC (Grumbach, et al., 2004).

Um bom trabalho de equipa exige tempo e esforço. Para examinar o trabalho em equipa na prática, os investigadores exploraram as caraterísticas das equipas eficazes e ineficazes e tentaram identificar as actividades essenciais para que uma equipa optimize a sua eficácia. A análise da literatura que se segue apresenta os resultados da investigação nas áreas da dinâmica das equipas, como a coesão e o respeito mútuo, a liderança da equipa, a atitude e as diferenças profissionais.

2.4.1 Dinâmica da equipa. Uma equipa eficaz é constituída por membros que cooperam em vez de competirem entre si e que colocam os interesses do doente em primeiro lugar. Broadbeck, Kerchreiter, Majzisch e Schulz-Hardt (2007) referem que os grupos tendem a centrar-se nas negociações entre os membros. Os indivíduos favorecem frequentemente um resultado em detrimento de outro, tendem a defender as suas preferências e a utilizar a informação de forma a apoiar a sua posição (Maxson, et al., 2011). De acordo com Baker (2010), nem todos os membros da equipa respeitarão ou valorizarão as decisões do grupo, especialmente se as decisões não estiverem alinhadas com as suas próprias. Behm et al. (2012) sugerem que os membros da equipa podem negociar para trás e para a frente para apoiar o seu ponto de vista. Para que as EIRs tomem decisões eficazes para o sobrevivente de AVC, os membros devem estar conscientes da sua pertença à equipa, estar familiarizados e confortáveis com o trabalho em conjunto, ser capazes de apresentar os seus diferentes conhecimentos e formular um plano de cuidados que seja congruente com o dos outros membros e estabeleça objectivos para uma recuperação óptima do doente (Salas, Sims & Burke, 2005; Salas, Rosen, & Diaz-Granados, 2010). De acordo com Nancarrow et al. (2013), quando as organizações utilizam todo o potencial dos membros da sua equipa e promovem um clima de trabalho de equipa colaborativo, os resultados são geralmente positivos.

A colaboração da equipa também tem em conta a medida em que o doente está envolvido nas considerações. Na tomada de decisões em IRT, o doente nem sempre está no centro, uma vez que os membros da equipa utilizam estratégias de colaboração diferentes e muitas vezes complexas, sendo necessário muito tempo para decidir qual a estratégia a utilizar e quando (Broaden & Leaviss, 2000). Suddick e Souza (2006), num estudo qualitativo exploratório que investigou as experiências e percepções dos terapeutas sobre o trabalho em equipa na reabilitação neurológica, concluíram que

Os membros da equipa estudada tinham percepções diferentes do envolvimento do doente na tomada de decisões. Os autores concluíram que a capacidade do doente para compreender a sua situação foi um fator determinante para a sua inclusão nas negociações, embora tenha havido casos em que o doente foi excluído, apesar de ter capacidade para se envolver plenamente, porque, como afirmaram os membros da equipa, foi gasto demasiado tempo nas reuniões de equipa a explicar a complexidade das diferentes estratégias de reabilitação. De acordo com Grumbach e Bodenheimer (2004) e Headrick, Wilcox e Betalden (1998), uma equipa de cuidados de saúde eficaz deve ter objectivos claros no processo de tomada de decisão, e a equipa deve preocupar-se principalmente com o doente e não com o prestígio ou estatuto individual dos membros da equipa.

2.4.2 Liderança da equipa. Uma equipa eficaz tem um líder eficaz. Para liderar uma equipa que funcione a um nível elevado, os líderes devem possuir um conjunto de competências específicas e ter algum conhecimento de todos os aspectos das funções dos seus membros (Salas et al., 2010). Os chefes de equipa devem promover o respeito mútuo, permitir que cada membro da equipa tenha a sua própria opinião, dar a cada indivíduo a oportunidade de contribuir e ser capaz de sintetizar os diferentes conhecimentos. De acordo com Zacarro, Rittman e Marks (2001), pode haver mais do que um líder numa equipa e, com o aumento da experiência, os membros da equipa podem assumir um papel de maior liderança. No entanto, uma pessoa mantém normalmente o papel central de liderança para assegurar um ambiente de colaboração, a coesão da equipa e os recursos e apoio necessários para garantir o sucesso (Cordery & Wall, 1985; Hackman, 1986;

Druskat & Wheeler, 2003). Uma boa liderança pode ajudar a unir uma equipa. Por outro lado, vários factores podem afetar a coesão de uma equipa. A atitude dos membros é um deles (Reuben, Levy-Storms, Yee, Cole, & Waite, 2004).

As provas sobre a liderança de equipas são fornecidas por dados subjectivos de estudos qualitativos. A capacidade de examinar factores finitos ou qualidades que os indivíduos ou as organizações consideram "boas" qualidades em termos de liderança permanecerá sempre subjectiva, dependendo da perspetiva em que essas qualidades se baseiam.

2.4.3 Atitudes dos membros da equipa. Uma vez que as EIR são compostas por indivíduos de diversas origens que trabalham em conjunto para o sobrevivente de AVC, os membros da equipa devem trabalhar de forma cooperativa e coesa, respeitar-se e valorizar-se mutuamente, e unir-se para escolher o melhor destino de alta para o sobrevivente de AVC (Cashman, Reidy, Cody, & Lemay, 2004; Pethybridge, 2004; Mickim e Rodgers, 2000b). A atitude é, por isso, crucial; uma má atitude pode impedir as equipas interdisciplinares de se manterem unidas (Reuben et al., 2004). As diferenças na perceção dos papéis, a competição por áreas de responsabilidade e a perceção de que os médicos assumem automaticamente um papel de liderança nas equipas fazem com que alguns membros se sintam menos importantes (Leipzig, Hyer, Wallenstein, Vezina, & Fairchills, 2002). Thylefors, Persson e Hellstrom (2005), num inquérito a 337 pessoas de 59 equipas profissionais, encontraram uma ligação clara entre as percepções dos membros da equipa sobre a forma como esta deve funcionar (a sua atitude) e o desempenho real da equipa. Até a experiência clínica influencia a atitude. De acordo com a investigação de Oyeyemi e Sedenu (2010), os clínicos com pouca ou nenhuma experiência na tomada de decisões podem não utilizar os recursos necessários para uma recuperação óptima dos sobreviventes de AVC e é mais provável que sigam as orientações institucionais. Outras idiossincrasias pessoais, como crenças culturais ou uma preferência por reuniões formais ou informais, também podem influenciar o processo de tomada de decisão (Broaden et al., 2000).

Estes estudos também dizem respeito à perceção subjectiva e são, portanto, de natureza qualitativa. Isto significa que, embora os resultados sejam interessantes e possam ser utilizados num outro estudo qualitativo, é extremamente difícil generalizá-los para um ambiente diferente.

2.4.4 Cultura. A cultura é outro elemento que pode influenciar a forma como as equipas trabalham em conjunto e tomam decisões. A cultura é frequentemente vista como o conhecimento, as crenças, os comportamentos, a língua e os rituais que caracterizam um grupo de pessoas. A cultura pode incluir pessoas de uma grande área geográfica (por exemplo, os cidadãos de um país) ou, como subculturas, pessoas de um grupo pequeno e coeso (por exemplo, membros de um clube de badminton). O conhecimento de um membro da equipa sobre a cultura específica de um doente pode alterar o resultado da tomada de decisões para essa pessoa (Keighley, 2011). Em qualquer situação, as decisões baseadas nos valores de uma cultura podem ser bastante diferentes das decisões baseadas nos valores de outra cultura, o que significa que os julgamentos e decisões de cada membro da equipa podem ser diferentes se não tiverem a mesma história cultural (Briley, 2007). Os membros da equipa podem tomar decisões ignorando completamente as considerações que são relevantes em culturas ou sociedades diferentes da sua, e entrar em discussões ou desacordos com outros membros da equipa ou doentes que tenham uma sensibilidade cultural diferente (Noble, Sander, & Obenshain, 2000). Um estudo etnográfico efectuado por Geertz (2000) centrou-se nas palavras "não ditas" de uma determinada cultura e na sua importância na tomada de decisões. Briley (2007) descobriu que os americanos europeus eram altamente influenciados pelas "consequências positivas" da tomada de decisão, enquanto os asiáticos eram mais influenciados pelas "consequências negativas" (p. 1). Os autores concluíram que os asiáticos eram mais propensos a "comprometer-se, procurar a moderação ou adiar decisões quando possível" (p. 1). Claramente, as diferenças culturais entre os membros da equipa e o doente podem influenciar a natureza do processo de tomada de decisão e o seu resultado.

2.4.5 Identidade profissional. Os membros da IRT pertencem a diferentes subculturas profissionais que diferem em termos de conhecimentos, práticas, linguagem e poder. A fusão destas subculturas é igualmente importante para a eficácia da equipa; as diferenças entre os profissionais impedem por vezes que as equipas interdisciplinares se unam (Reuben, et al., 2004). A prática profissional implica um sentido de ética, conhecimentos especializados e esotéricos, bem como a liberdade e a capacidade de tomar decisões de forma autónoma (Southon & Braithwaite, 2000). Como as diferentes profissões actuam como grupos autónomos e são auto-sustentáveis (descritas por Beattie, 1995, como uma forma de tribalismo), diferem umas das outras de várias formas. Os profissionais foram educados para pensar de forma independente e isolada nas suas respectivas especialidades (Fitzpatrick, et al., 1996; Howkins & Ewan, 1999; Mann, et al., 2005). Uma vez que as EIR requerem uma abordagem colaborativa e interdisciplinar para responder às necessidades complexas dos doentes, os hospitais devem tomar medidas para desencorajar os profissionais de trabalharem isoladamente e ajudá-los a adaptarem-se ao seu novo papel (Skills for Health, 2006). Um estudo efectuado por

Baxter e Brumfitt (2008) encontraram diferenças na perceção dos papéis entre os profissionais de reabilitação e o pessoal médico, bem como diferenças na perceção que o pessoal tem das suas profissões e dos seus papéis como membros da equipa. Este estudo também sugere que a dimensão da equipa e o contacto contínuo entre os membros da equipa são fundamentais para a coesão da equipa, em vez de deixar o grupo como um conjunto de identidades profissionais separadas.

2.5 Modelos de tomada de decisão

Os prestadores de cuidados de saúde confrontados com decisões complexas tendem a escolher uma de várias abordagens ou modelos possíveis para influenciar as suas acções. Os modelos de tomada de decisão no domínio dos cuidados de saúde assumiram muitas formas nos últimos 40 anos, em grande parte devido ao "movimento de capacitação dos doentes", um subconjunto do movimento dos direitos humanos e dos consumidores da década de 1960 e do início da década de 1970. Atualmente, a boa saúde é considerada centrada no doente.

No passado, a tomada de decisões era geralmente efectuada pelo médico sem o envolvimento do doente. No entanto, com o aumento das doenças crónicas que envolvem mais doentes e respectivos prestadores de cuidados que valorizam e exigem cuidados de saúde centrados no doente, surgiram modelos participativos de tomada de decisão (Charles, et al., 1997). No caso do AVC e do trabalho da IRT, isto significa que os membros da equipa têm de consultar os sobreviventes de AVC e as suas famílias.

Os elementos do modelo mais antigo e paternalista de tomada de decisão ainda estão presentes nos cuidados de saúde, sendo possível encontrar variações da tomada de decisão partilhada. A Figura 3 ilustra os três modelos de tomada de decisão descritos na literatura sobre cuidados de saúde: Modelo paternalista, consumerista e partilhado.

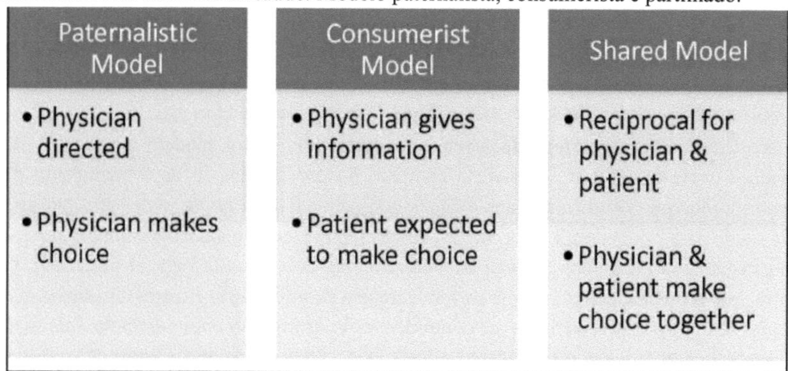

Figura 3: Três modelos de tomada de decisão para a prestação de cuidados de saúde
(Jette, Grover & Keck, 2003).

2.5.1 Modelo paternalista de tomada de decisões médicas. Até ao início da década de 1970, a tomada de decisões médicas era ditada pelo médico com a expetativa de que o doente a aceitasse (Wheeler, Szymanski, Black, & Nelson, 2011). Em geral, a tomada de decisão médica paternalista baseia-se no "ideal hipocrático do médico como guardião do bem-estar médico do paciente e é semelhante à forma como uma mãe toma decisões para o seu filho pequeno" (Sandman & Munthe, 2009, p. 7). Este processo ignora a perspetiva do doente, mas é aceitável desde que beneficie o doente. O modelo paternalista pressupõe que os doentes não conhecem a patologia da sua doença e as opções de tratamento, razão pela qual pedem ao médico um conselho especializado.

Apesar do declínio da popularidade, alguns prestadores de cuidados de saúde continuam a seguir este modelo, mesmo que não se apercebam disso. Por exemplo, Griffith e Tengnah (2013) estudaram enfermeiros que acreditavam estar a apoiar os doentes com uma abordagem de tomada de decisão partilhada, apesar de os inquéritos aos seus doentes indicarem o contrário. Os autores citam igualmente uma comissão de saúde de 2007 relativa a doentes com diabetes que afirmam não terem sido consultados sobre os objectivos de gestão da sua doença.

[st]A tomada de decisões paternalista já não é aceitável no início do século XXI, uma

vez que muitos doentes esperam ser envolvidos nas decisões sobre as suas próprias necessidades de saúde (Redsell & Buck, 2009). Além disso, os defensores dos cuidados centrados no doente há muito que defendem que os doentes devem desempenhar um papel ativo nas suas decisões relacionadas com a saúde e sugerem que tal pode ser conseguido através de um modelo de tomada de decisão partilhada (Grol, Elwyn, Edwards, Kinnersly 2000). O não envolvimento de doentes capazes de tomar decisões autónomas pode mesmo constituir uma violação das leis do consentimento, levando a acusações criminais de agressão ou privação de liberdade (Kerridge, Lowe, & Stewart, 2009). Pode justificar-se um certo grau de paternalismo se o doente estiver cognitivamente comprometido ou tiver estado envolvido numa emergência (Charles, Gafini, & Whelan, 1997). Isto é particularmente relevante para este estudo, uma vez que alguns sobreviventes de AVC têm uma capacidade muito limitada para tomar decisões e alguns têm uma consciência limitada dessa capacidade limitada, pelo que as estratégias têm de ser consideradas e implementadas para cada sobrevivente de AVC individualmente.

2.5.2 Modelo orientado para o consumidor. Outro modelo de tomada de decisão mais consultivo é o modelo centrado no consumidor ou de fornecimento de informação, que postula uma transferência unidirecional de informação dos profissionais de saúde para os doentes. Depois de os doentes terem recebido toda a informação de que necessitam, são deixados a tomar as suas próprias decisões (Redsell, et al., 2009). O principal problema com o modelo de transferência de informação é o pressuposto de que todos têm a mesma capacidade de compreender a informação e que tomarão a decisão correta com base nessa informação (Redsell, et al., 2009). Este pressuposto não tem em conta a complexidade do processo de tomada de decisão ou a capacidade dos doentes para compreenderem a informação com base no seu nível de educação, estatuto socioeconómico ou, neste caso, na sua pontuação cognitiva pós-AVC.

2.5.3 Modelo de tomada de decisão partilhada. Há provas de que a maioria dos doentes prefere um modelo de tomada de decisão partilhada que envolva tanto eles como o seu médico, embora muitos optem por um papel passivo e permitam que outros profissionais de saúde tomem as decisões finais (Orsino, Cameron, Seidl, & Mendelssohn & Stewart, 2003; Deber, Kratchmer, Urowitz & Sharpe 2007).
Charles et al (1997) sugerem que a tomada de decisão partilhada consiste em quatro elementos: Mais do que uma pessoa está envolvida no processo; a informação é partilhada de forma igual; cada participante começa por formular um plano acordado; e uma vez alcançado o consenso, o plano é implementado.

O modelo de tomada de decisão partilhada pode ser problemático para o médico e para o doente se estes não se considerarem iguais (Redsell et al., 2009). Grol et al (2000), na sequência de um estudo sobre os pontos de vista dos médicos relativamente à tomada de decisões, identificaram barreiras à tomada de decisões partilhada com os doentes, como a falta de informação e a relutância em partilhar dados, bem como dificuldades em assegurar um calendário adequado para a tomada de decisões partilhada.

Os enfermeiros estão numa boa posição para adotar uma abordagem de tomada de decisão partilhada com os seus doentes, envolvendo-os nas decisões sobre os seus cuidados diretos (Griffith, et al., 2013). As famílias também querem ser envolvidas nas decisões sobre os cuidados diretos ao seu ente querido, o que constitui um incentivo importante para os médicos envolverem uma equipa interdisciplinar na reabilitação do familiar (Whitmer, Hughs, Hurst, & Young, 2005). No entanto, os investigadores concluíram que os médicos não comunicam eficazmente (Whitmer, et al., 2005). As razões para esta má comunicação são variadas e dependem do ambiente em que a comunicação tem lugar, bem como dos participantes na comunicação. Whitmer et al (2005) sugerem que a chave para uma boa comunicação é que ambas as partes falem a mesma língua (o que inclui limitar a utilização de jargão [da área da saúde]) e que a conversa chegue a um nível de educação acordado, para que ambas as partes possam compreender o que a outra parte está a dizer e a ouvir. Outro fator é o nível de stress ou de angústia a que uma ou ambas as partes estão sujeitas, o que limita a capacidade de ter em conta a experiência da outra parte. Este conceito é também de particular importância para o sobrevivente de AVC, para a sua família e entes queridos e para a equipa interdisciplinar de reabilitação. As expectativas, a formação, a experiência e o stress são factores que podem afetar a perceção da comunicação entre as pessoas que determinam o local de alta de um sobrevivente de AVC. A forma como isto se pode traduzir em ação está atualmente mal descrita na literatura sobre a gestão do AVC.

Embora estes três modelos de tomada de decisão sejam mencionados na literatura sobre cuidados de saúde, não têm em conta uma série de outros factores envolvidos na tomada de decisão dos doentes com AVC que estão a utilizar uma TRI pela primeira vez. Há muitos profissionais de saúde envolvidos nesta situação - médicos, enfermeiros, fisioterapeutas e outros profissionais de saúde que trabalham com o doente e as suas famílias. No entanto, é essencial que uma IRT utilize um modelo de tomada de decisão médica adequado ao indivíduo e à sua família. As evidências acumuladas sugerem que o modelo de tomada de decisão partilhada funciona melhor numa equipa interdisciplinar porque o doente com AVC, a família e os prestadores de cuidados estão envolvidos na tomada de decisão e os resultados dos doentes são melhores (Redsell, et al., 2009).

2.6 Factores que influenciam a tomada de decisões durante a alta para os doentes e familiares

As caraterísticas do próprio doente desempenham um papel importante na decisão do local de alta. O IRT estabelece objectivos de reabilitação para o sobrevivente de AVC, a fim de avaliar a sua capacidade de se adaptar ao ambiente doméstico. Estes objectivos incluem a marcha, programas de exercício, a capacidade de se vestir de forma independente com ou sem a ajuda de um assistente, entrar e sair de veículos, comer e avaliações da cozinha para determinar se o sobrevivente de AVC é capaz de gerir as tarefas domésticas comuns. Assim, os sobreviventes de AVC que têm mais preditores negativos do que positivos de ganhos na reabilitação, particularmente a incontinência, a deficiência neurológica e a fraca mobilidade, têm mais probabilidades de ter alta para um centro de cuidados de longa duração sem terapia de reabilitação intensiva na unidade hospitalar de AVC; em contrapartida, os preditores positivos incluem a juventude, uma boa marcha e a presença de prestadores de cuidados dedicados (Nguyen, 2007).

É de notar que a recuperação funcional raramente é a única variável pessoal que determina o destino da alta (Frank, Conzelmann, & Engelter, 2010). A idade, a motivação e o estatuto socioeconómico do sobrevivente também desempenham um papel importante. A recuperação total da função anterior ao AVC não é frequentemente alcançada, pelo que os factores contextuais são importantes se o sobrevivente desejar regressar à sua situação de vida anterior. O estado civil, as condições de vida anteriores ao AVC, o apoio familiar, a idade e o género do prestador de cuidados, a cultura e o apoio social desempenham um papel importante no sucesso de um sobrevivente de AVC; aqueles que recebem alta para um ambiente de apoio têm melhores resultados do que aqueles que não têm apoio (Nguyen, et al., 2007).

2.6.1 A influência da incontinência e do comprometimento neurológico.
Embora a Medida de Independência Funcional (MIF) avalie 18 itens, verificou-se que a presença de incontinência urinária, confusão e mobilidade reduzida estavam mais provavelmente associadas a um resultado negativo na alta para casa (Myint, Vowler, Redmayne & Fulcher, 2008). Estas condições não precisavam de ser graves, uma vez que a sua simples presença indicava que a institucionalização era inadequada, pois aumentaria a carga de cuidados para os membros da família (Myint, et al., 2008).

A incontinência urinária é comum nos sobreviventes de AVC e está normalmente associada a uma elevada mortalidade e incapacidade. Isto deve-se em parte ao facto de as pessoas com AVC terem outros défices físicos que as impedem de ir à casa de banho em segurança e sem ajuda. Uma queda ao tentar ir à casa de banho sem ajuda pode levar a outras lesões, como uma fratura do colo do fémur. A taxa de mortalidade das fracturas do colo do fémur situa-se normalmente entre 20% e 35%, dependendo das condições concomitantes (Goldacre, Roberts, & Yates, 2002). Alguns sobreviventes de AVC que sofrem de incontinência urinária recuperam o controlo da bexiga em poucas semanas (Brittain, Peet, & Castelden, 1998). Por conseguinte, deve ser dado tempo suficiente para determinar se existe incontinência permanente antes de decidir se esta terá impacto no destino da alta.

Os sobreviventes de AVC podem ter vários graus de cognição que podem exigir uma gestão atenta (Mitchell, 2009). Até 65% dos sobreviventes de AVC têm um novo início ou um agravamento do défice cognitivo após o AVC, o que pode afetar a recuperação funcional durante a reabilitação (Donovan, Kendall, Heaton, Sooyeon, Velozo, & Duncan, 2008). As alterações comportamentais resultantes podem fazer com que os prestadores de cuidados ou os familiares fiquem "sobrecarregados e confusos com o comportamento" (Mitchell, 2009, p. 421). Por conseguinte, quando o défice cognitivo está presente, o IRT toma frequentemente a decisão de colocar a pessoa numa instituição de cuidados continuados. Se for tomada a decisão de colocar o doente em casa, os terapeutas ocupacionais podem ajudar informando os membros da família dos resultados dos testes cognitivos e fornecendo informações específicas sobre o comportamento do doente com AVC. Mitchell (2009) salienta que os familiares dos sobreviventes de AVC devem ser apoiados em diferentes graus e a níveis adequados, o que pode significar fornecer-lhes pequenas quantidades de informação durante um período de tempo mais longo e organizar uma equipa de apoio educativo.

A mobilidade é uma preocupação fundamental quando se avaliam as necessidades de cuidados do sobrevivente de AVC. Num estudo, os familiares de sobreviventes de AVC indicaram que, embora estivessem dispostos a prestar cuidados contínuos, incluindo tomar banho e ir à casa de banho, não tinham força para ajudar na mobilidade. Os familiares afirmaram que os cuidados seriam mais fáceis se os próprios sobreviventes de AVC fossem capazes de ajudar a reposicionar-se, a levantar-se ou mesmo a dar alguns passos, e apoiariam a decisão de dar alta ao sobrevivente de AVC para casa (Lutz, 2004).

Os resultados discutidos nesta secção baseiam-se na recolha de dados quantitativos, cujos métodos e instrumentos estão bem descritos nos artigos. Isto torna os resultados facilmente reproduzíveis e, por conseguinte, generalizáveis em vários locais. Estes resultados são robustos e podem, por isso, ser aplicados em qualquer contexto com sobreviventes de AVC.

2.6.2 A influência da idade do sobrevivente de AVC. No Canadá, o AVC ocorre principalmente em adultos com idades compreendidas entre os 65 e os 80 anos (Estatísticas da Heart & Stroke Foundation, 2012). A prevalência do AVC e a taxa de mortalidade relacionada com o AVC aumentam com a idade. Estudos qualitativos demonstraram que a recuperação do AVC continua mesmo após a reabilitação ter sido concluída, o que significa que todos os sobreviventes de AVC serão, mais cedo ou mais tarde, pessoas idosas (Young, Murray & Foster, 2003).

O AVC em pessoas idosas conduz frequentemente a uma hospitalização prolongada, a decisões sobre a transferência para um centro de cuidados prolongados e à morte (Marini,
Marini, Totaro, Frederica, De Santis, Ciancerelli, Baldassaree, & Carolei 2001; Nedeltchev, deMaur, Georgiadis, Arnold, Casa, & Mattle, 2005). Um estudo realizado por Nguyen, Page, Aggarwal e Henke (2007) concluiu que as pessoas idosas que sofrem um AVC tendem a ser do sexo feminino e a sofrer de comorbilidades como demência, cancro e doenças cardíacas. O estudo também mostrou que estas mulheres idosas tinham maior probabilidade de estar dependentes de alguma forma de cuidados antes do AVC. A idade tem um impacto significativo na tomada de decisões de alta dos sobreviventes de AVC, mas não se deve assumir que os sobreviventes mais jovens não têm barreiras. Embora existam provas de que as pessoas com menos de 65 anos têm melhores resultados após um AVC, a doença continua a representar um enorme desafio para o indivíduo (Marini et al., 2001; Nedeltchev, et al., 2004).

2.6.3 Motivação. A motivação é uma variável importante que é frequentemente considerada pelos prestadores de serviços de reabilitação e medida com a MIF. Quando um sobrevivente de AVC está motivado para trabalhar no seu programa de reabilitação, o resultado é frequentemente positivo (Maclean, Pound, Wolf & Rudd 2002). Muitos profissionais de saúde acreditam que a motivação é fundamental para os resultados funcionais da reabilitação do AVC (Becker & Kaufman, 1995). Muitos estudos mostram correlações positivas entre a motivação e os resultados da reabilitação (Friedrich, et al., 1998; Grahn, et al., 2000; Maclean, et al., 2002). No entanto, sabe-se menos sobre o que constitui a motivação e quais os factores que a podem influenciar (Maclean & Pound, 2000; Maclean, et al., 2002).

A adesão clínica (adesão às instruções do terapeuta) é necessária para melhorar a função física. Normalmente, os membros da equipa de saúde avaliam a adesão do sobrevivente de AVC à fisioterapia, o interesse na alta e o comportamento geral para determinar se está motivado ou desmotivado (Maclean et al., 2002). No entanto, esta avaliação tem falhas porque não tem em conta outros factores que podem influenciar a motivação, tais como as condições ambientais, a atitude do sobrevivente em relação à reabilitação, a presença de apoio social, as exigências do processo de reabilitação, a relação com o terapeuta e a atitude do sobrevivente em relação à recuperação em geral (Holmqvist & vonKoch, 2001; MacLean, et al., 2002). Num estudo de Resnick (1996), que examinou doentes que foram classificados como desmotivados pela equipa de reabilitação, verificou-se que os doentes se consideravam altamente motivados. No entanto, os doentes declararam que não tinham consciência da necessidade de objectivos de reabilitação, o que sugere que teriam beneficiado imenso com um pouco de instrução por parte dos membros da equipa envolvidos nos seus cuidados.

2.6.4 A influência do estatuto socioeconómico do sobrevivente de AVC. Os factores socioeconómicos associados ao AVC são frequentemente discutidos na literatura científica, que mostra consistentemente que a incidência de AVC é maior em grupos socioeconómicos baixos (Galbardes, Smith, & Lynch, 2006). Um baixo nível de educação e um baixo estatuto socioeconómico ao longo da vida aumentam o risco de AVC na idade adulta (Galbardes, et al., 2006). O estatuto socioeconómico é também responsável pelas disparidades nos cuidados de saúde a longo prazo para os sobreviventes de AVC. Nos Estados Unidos, os sobreviventes de AVC com um estatuto socioeconómico mais elevado têm muito mais probabilidades de receber reabilitação pós-hospitalar do que os sobreviventes com um estatuto socioeconómico mais baixo. Os países mais pobres também registam uma maior incidência de AVC e piores resultados do que os países mais ricos. Os IRTs precisam de considerar a afluência dos pacientes quando selecionam as colocações dos sobreviventes de AVC e desenvolver estratégias de intervenção eficazes que sejam apropriadas para todos, incluindo os de baixo estatuto socioeconómico (Addo, Keerthi, Mohan, Crichton, Sheldenkar, Chen, Wolfe, & McKevitt, 2012).

2.6.5 A influência das condições de vida antes do AVC. Um dos factores na decisão de alta após o AVC é a adequação das condições de vida do sobrevivente de AVC antes do AVC, em particular a sua casa. Antes de ser aprovada a alta para a comunidade, a casa deve ser segura, confortável, fácil para o sobrevivente de AVC navegar e fornecer apoio com ou sem ajudas adaptativas (Lannin, Clemson, McClusky, Lin, Cameron, & Barras, 2007). Uma das tarefas do IRT é avaliar a casa e a forma como o sobrevivente pode funcionar nela, e fornecer o equipamento necessário para permitir que o sobrevivente viva o mais normalmente possível (Lannin et al., 2007).

2.6.6 A importância do apoio familiar. Na maior parte dos casos, a decisão de dar alta para casa (para a comunidade) depende da disponibilidade do prestador de cuidados e das competências e caraterísticas do prestador de cuidados (Jorgensen,

Kaamersgaard, & Houth, 2000; Meijer, Limbeck, Krek, Innenfeld,Vermuelen & deHaan, 2004). No entanto, mesmo com um forte apoio, muitos sobreviventes de AVC sentirão limitações (Ostwald, Davis, Hersch, Kelly, & Godwin, 2008). Quando o sobrevivente de AVC está em casa, a realidade da nova situação torna-se aparente para os membros da família, que têm de aprender novas formas de cuidar do sobrevivente, ao mesmo tempo que se ajustam à mudança de relações (Coombs, 2008). A maioria dos sobreviventes de AVC espera que a vida continue como antes do AVC, mas a qualidade de vida pode continuar a ser má, mesmo que o sobrevivente tenha uma boa recuperação funcional. Isto é especialmente verdade para as pessoas mais velhas que lutam para manter o máximo de independência possível (Doolittle, 1988; Dowsell, Lawler, Dowsell, Young, Forster, & Hearn, 2000). Os sobreviventes de AVC podem ter sentimentos de impotência e desespero (Ellis-Hill & Horn 2000; Roman, 2006). Os sobreviventes e as suas famílias devem fazer grandes esforços para atingir os objectivos de vida anteriores e manter uma perspetiva otimista (Banks, 2004; Kvigne, et al., 2004).

O apoio familiar ou domiciliário é considerado um cuidado "informal" e inclui os prestadores de cuidados não remunerados, como a família, os amigos, os membros da igreja e os vizinhos. Em contrapartida, os cuidados formais ou pagos incluem os serviços prestados pelas autoridades de saúde locais ou por auxiliares e enfermeiros privados (Lutz, 2004). Quando se recorre a prestadores de cuidados informais, a IRT deve considerar a disponibilidade, a proximidade do doente com AVC, a proximidade da relação e a natureza das tarefas. A TRI também considera a forma como o prestador de cuidados avalia a sua capacidade para prestar os cuidados necessários, o seu nível de empenhamento e o tipo de cuidados necessários.

Embora o apoio dos membros da família contribua para uma maior probabilidade de um resultado positivo, cuidar de uma pessoa em casa após um AVC requer um compromisso a longo prazo dos membros da família que está associado a muitos factores de stress (Kwakkel, Linderman, & Kollen, 2004; Palmer & Glass, 2003). O AVC tem um grande impacto no estado emocional e socioeconómico dos sobreviventes e das suas famílias, criando um dilema familiar devido à tensão que pode colocar nos membros da família (Palmer & Glass, 2003; Viser-Meily, Post, Gorter, Berlekom, & Lindeman, 2006). A rede social da família pode mudar subitamente quando os membros da família são empurrados para um papel de cuidador que consome muito tempo, sem aviso prévio (Smith, Lawrence, Kerr, Langhorne, & Lees, 2004). Viser-Meily et al (2006) verificaram que as crianças com idades compreendidas entre os 4 e os 18 anos sofreram alterações comportamentais negativas depois de um pai ter sofrido um AVC, como resultado direto da transição e da sobrecarga sentida pelo cônjuge prestador de cuidados. Os filhos adultos que saíram de casa podem sofrer alterações na sua relação com um dos pais (Fraser, 1999; Secrest, 2000). Do mesmo modo, os filhos adultos que se tornam prestadores de cuidados podem sentir uma maior tensão quando passam de cuidar dos seus próprios filhos para cuidar de um progenitor (McCullugh, et al., 2004). Não é de surpreender que a situação dos prestadores de cuidados domiciliários esteja muito bem estudada (Smith et al., 2004).

Com cerca de 80% dos sobreviventes de AVC a viverem em casa um ano após o

AVC e mais de um terço deles a dependerem de um prestador de cuidados informal, os profissionais de saúde sugerem que o foco da reabilitação do AVC deve passar de um foco exclusivo no doente para um foco que envolva tanto o doente como o prestador de cuidados (McCullough, et al., 2005). Os prestadores de cuidados devem ser informados acerca de grupos de apoio, por exemplo, para que possam criar redes e receber apoio de outras pessoas com experiências semelhantes (Mitchell, 2009). Cuidar de um sobrevivente de AVC está associado a muitos desafios que colocam pressão sobre o cuidador e a sua saúde (Lui, Lee, Greenwood, & Ross, 2011; Simon, Kumar, & Kendrick, 2008). Exemplos destes desafios incluem o stress, o aumento da sobrecarga e a redução da qualidade de vida do prestador de cuidados (Greenwood, et al., 2009). A investigação demonstrou que o progresso da reabilitação de um sobrevivente de AVC é muito maior quando o prestador de cuidados está envolvido nos cuidados e permanece física e mentalmente saudável (Playford, Siegert, Levack, & Freeman, 2009).

2.6.7 A importância do estado civil. A probabilidade de um IRT escolher o local de alta era significativamente maior se os pacientes fossem casados antes do AVC. Num estudo realizado por Nguyen, Page, Aggarwall e Henke (2007), o estado civil foi considerado o determinante social mais importante do local de alta. No entanto, os casais podem sentir uma miríade de emoções contraditórias quando mudam de papéis na sua relação. Os casais que trabalham com dois rendimentos podem ter relações desiguais quando passam a ser uma família com um único rendimento, o que pode levar a conflitos conjugais e stress (Anderson et al., 1995; McCullugh, et al., 2004). Os sobreviventes de AVC e outros membros da família podem sofrer uma mudança na auto-identidade, na intimidade e nos papéis sociais (Brown, 2001; Thompson & Ryan, 2009). Um casal que anteriormente era socialmente ativo pode descobrir que se tornou doméstico durante o processo de reabilitação (Smith, et al., 2004).

2.6.8 A influência da idade do prestador de cuidados. A idade do prestador de cuidados também desempenha um papel importante na decisão de alta, independentemente do género. Wongvatunyu e Porter (2008) descobriram que os pais de sobreviventes de AVC mais jovens fizeram a transição para prestadores de cuidados com facilidade, enquanto o cônjuge de um sobrevivente de AVC teve dificuldade em fazer a transição para o papel de prestador de cuidados. Smith, Gignac e Cameron (2008) compararam e contrastaram a idade dos prestadores de cuidados em relação ao papel de prestador de cuidados e descobriram que os prestadores de cuidados mais jovens reconheciam facilmente a necessidade de informação e formação, enquanto os mais velhos não. Os prestadores de cuidados mais jovens eram também mais susceptíveis de se afastarem do sistema de saúde, enquanto os mais velhos reconheciam a importância de manter uma atitude positiva quando cuidavam de um doente com AVC. Isto pode dever-se em parte ao facto de os prestadores de cuidados mais jovens precisarem do seu companheiro em casa para gerir o agregado familiar.

2.6.9 A influência do género dos prestadores de cuidados. A investigação sobre cuidados de longa duração tem sido dominada pelas mulheres prestadoras de cuidados, o que não é surpreendente, dado que as mulheres constituem a maioria das pessoas que prestam apoio formal e informal. No entanto, os homens estão a ser cada vez mais reconhecidos pelo seu papel na prestação de cuidados ao cônjuge (Cecil, Parahoo, Thompson, McCaughan, Power, & Campbell, 2010). Alguns estudos que compararam cuidadores do sexo masculino e feminino encontraram semelhanças e diferenças nas suas abordagens e no impacto nos indivíduos. Por exemplo, uma mulher cuidadora pode ser mais carinhosa do que um homem cuidador, e as prioridades para a prestação de cuidados podem ser diferentes. Embora o género seja uma variável importante, não pode ser considerado independentemente da relação de cada pessoa com o respetivo cônjuge (Cecil et al., 2010). Embora mulheres e homens prestem cuidados e apoio ao sobrevivente de AVC em situações semelhantes, as mulheres têm taxas mais elevadas de depressão e consideram o novo papel de prestador de cuidados um fardo. Em contraste, os homens podem percecionar o seu papel como uma fonte de força no seio da família e parecem gerir a transição para o novo papel de cuidador com relativa facilidade (Bucki, Spitz, & Baumann, 2012).

2.6.10 Influências culturais nas decisões de alta. Uma vez que, como mencionado anteriormente, as práticas de tomada de decisão diferem de uma cultura para outra, as equipas de cuidados de saúde confrontadas com decisões que mudam a vida precisam de compreender claramente os diferentes valores culturais quando trabalham em sociedades culturalmente diversas (Haskins & Hinton, 2009). Isto é especialmente verdade na América do Norte, onde a população está a tornar-se cada vez mais diversificada. De acordo com o United States of America Census Bureau (2008), mais de um quinto da população americana terá mais de 65 anos até 2030. Em 2042, apenas uma minoria da população terá uma origem étnico-cultural na Europa. Do mesmo modo, de acordo com o Census Canada (2011), mais de 80% do crescimento da população até 2031 será resultado da imigração. Se estas projecções se concretizarem, tanto o Canadá como os Estados Unidos terão uma maior diversidade cultural no futuro, o que terá impacto na forma como são tomadas as decisões em matéria de cuidados de saúde. Por exemplo, na tradição ocidental, a maioria das decisões requer o consentimento informado do indivíduo (Davies & Wax, 1996). Em contrapartida, as culturas nativas canadianas, cujo número está a aumentar rapidamente, exigem o envolvimento de toda a família na tomada de decisões. Devido às muitas variáveis culturais que desempenham um papel na vida de uma pessoa, é demasiado simplista fazer suposições baseadas apenas no local de nascimento do sobrevivente de AVC (Shen, Cordato, Chan e Kokkinos et al., 2005).

Segundo Shen et al (2005), variáveis culturais como a religião, a estrutura e a dimensão da família e as crenças sobre a saúde, a doença e a prestação de cuidados a familiares influenciam as atitudes em relação às pessoas com deficiências graves. Estas atitudes podem depois influenciar as estruturas familiares. Alguns grupos culturais têm famílias com laços de parentesco muito estreitos, como os budistas, que acreditam que a sua vida familiar é influenciada pela cultura e pelas crenças religiosas descritas nos seus textos sagrados (Narayan, 2010). Os confucionistas e os budistas acreditam que cuidar dos idosos, sejam eles frágeis ou saudáveis, é uma responsabilidade da família (Lee, 2004). As preferências em relação à alimentação de pessoas doentes ou frágeis também podem ser fortemente influenciadas pela cultura. Por exemplo, em algumas culturas, comer legumes frescos e ervas da horta é considerado particularmente saudável, enquanto comer legumes congelados é considerado pouco saudável (Shanmugasundaram & O'Conner, 2009). Algumas culturas têm uma forte necessidade de privacidade e preferem que os prestadores de cuidados sejam do mesmo género que o doente (Shanmugasundaram & O'Conner, 2009).

Um elemento da cultura, a língua, pode ter uma influência particularmente forte na identidade familiar. Um estudo transversal efectuado por Nguyen et al (2007) concluiu que os imigrantes com fracos conhecimentos de inglês tinham mais probabilidades de ter alta para casa após um AVC do que os falantes de inglês. Os investigadores atribuíram este facto a taxas de casamento mais elevadas entre os imigrantes que não falam inglês no seio das suas comunidades de língua materna, que partilham valores culturais semelhantes. Os grupos de imigrantes no Canadá parecem ser mais capazes de cuidar dos seus entes queridos em casa e formar uma unidade familiar mais forte do que aqueles que participam na língua e cultura canadianas dominantes, devido à sua baixa proficiência em inglês e segregação cultural (Nguyen, et al., 2007). Naturalmente, quando um IRT tem uma rede de apoio que inclui um cônjuge e outros membros da família, é mais fácil tomar uma decisão sobre a alta para um ambiente doméstico.

2.6.11 A influência do apoio social nas decisões de alta. Dada a prevalência do AVC e as suas consequências a longo prazo, tanto o sobrevivente como o prestador de cuidados beneficiam muito do apoio da comunidade. Estes devem estar bem definidos antes ou aquando da alta hospitalar, e a sua presença ou ausência pode influenciar a decisão sobre o local de alta.

Para o sobrevivente de AVC, a fraca qualidade do apoio social e as limitações de atividade foram associadas à insatisfação geral (Simon et al., 1995). Da mesma forma, O'Mahoney, et al. (1997) mencionaram que os sobreviventes de AVC não estão bem informados sobre a doença e os serviços disponíveis após a alta. Para os familiares prestadores de cuidados, as medidas de apoio social fornecem ferramentas para lidar com as situações do dia a dia, uma pausa na rotina diária e alívio do stress. Podem também permitir que o cônjuge regresse ao trabalho remunerado. Os prestadores de cuidados sentiram que estavam adequadamente informados sobre os aspectos técnicos do AVC, mas não se sentiram preparados para outros aspectos dos cuidados necessários para apoiar o doente com AVC na comunidade (Simon, et al., 2008). Uma vez que é quase impossível ter em conta todas as possibilidades quando se cria um plano de alta para os sobreviventes de AVC e seus cuidadores, os serviços de apoio são fundamentais para lidar com acontecimentos inesperados mas inevitáveis que têm impacto tanto no processo de reabilitação do sobrevivente de AVC como no nível de stress do cuidador (Ski &

O'Connell, 2007). Ambos podem ser atenuados por uma rede de apoio social ampla e eficaz que inclua serviços profissionais e de aconselhamento, serviços de apoio domiciliário e oportunidades sociais e recreativas.

O stress do prestador de cuidados também pode ser reduzido através de intervenções como o aconselhamento para melhorar as capacidades de resolução de problemas e permitir que os prestadores de cuidados lidem com os problemas à medida que estes surgem (Visser-Meily, et al., 2005). Uma vez que a depressão, o stress e a ansiedade ocorrem no início da relação de prestação de cuidados, devem ser explorados o mais cedo possível (Greenwood, MacKenzie, Cloud & Wilson 2009). Se os prestadores de cuidados não forem apoiados no seu papel, as famílias acabarão por ter de procurar apoio externo, como a contratação de um prestador de serviços privado para os ajudar a gerir o peso da prestação de cuidados (Simon, Kumar, & Kendrick, 2008). As EIR devem considerar se o prestador de cuidados tem acesso a apoio, como aconselhamento e cuidados temporários, para apoiar o seu novo papel como prestador de cuidados ao decidir o local de alta.

2.7 Resumo

A decisão de colocar um doente com AVC num lar, num lar assistido ou num centro de cuidados prolongados após a hospitalização depende de uma série de factores sociais, institucionais e pessoais. Na Colúmbia Britânica, as políticas de saúde nacionais e provinciais determinam os serviços de saúde disponíveis, enquanto os hospitais determinam os protocolos de admissão, tratamento e alta. No entanto, os dados em que se baseiam estas políticas e recomendações são mal descritos nos documentos políticos actuais e

os artigos de revistas citados nos documentos, bem como os métodos e instrumentos utilizados para recolher e coligir estes dados.

As equipas médicas e de reabilitação responsáveis pela tomada de decisões trabalham de acordo com a dinâmica das suas próprias subculturas e orientam-se por um de vários modelos de tomada de decisões. Neste contexto político, a equipa tem em conta a natureza da saúde mental e física do doente, bem como o seu apoio familiar e social. A Figura 4 apresenta um resumo visual das variáveis identificadas na literatura sobre cuidados de saúde que influenciam as decisões das equipas de cuidados de saúde quando tomam decisões de alta para ou com os seus doentes.

Figura 4: Variáveis que influenciam a escolha do local de alta por uma equipa de reabilitação integrada (desenvolvido para este estudo).

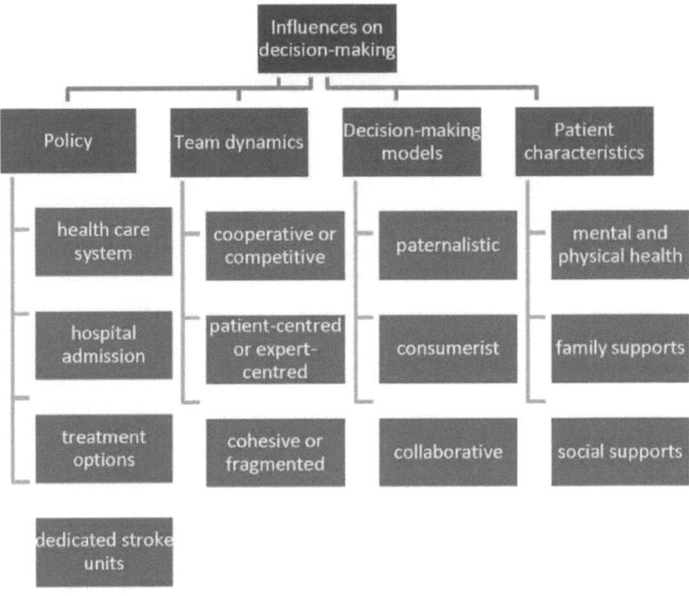

Há também referências na literatura às melhores práticas no tratamento do AVC. As medidas que garantem uma avaliação e cuidados médicos rápidos são obviamente de grande importância. A criação de unidades especializadas em AVC nos hospitais também parece ser crucial para a reabilitação, tal como as medidas que permitem que os doentes aí permaneçam durante o tempo necessário. As equipas de reabilitação integradas que trabalham nestas unidades têm de ser equipas coesas e cooperantes, com uma mistura de profissionais centrados no melhor resultado para o doente e não no seu próprio progresso pessoal. É também vital para os sobreviventes de AVC disporem de recursos de reabilitação adequados no local que escolheram para viver após o AVC, embora este aspeto não tenha sido explorado neste estudo.

No entanto, o que falta na literatura é uma ideia sobre a melhor forma de a equipa abordar a escolha do local de alta. Embora as decisões de colocação tenham sido estudadas por vários investigadores que criaram esta lista de variáveis influentes, a literatura não descreve a forma como as equipas de reabilitação integrada chegam às suas decisões. As primeiras investigações identificaram factores de previsão positivos e negativos que influenciam a decisão sobre o local de alta, mas o processo de tomada de decisão propriamente dito não foi analisado. A literatura não esclarece quais destes factores são efetivamente considerados por uma equipa de reabilitação integrada (ERI) ao planear a colocação pós-hospitalar de doentes com AVC. Em particular, os critérios utilizados pelos diferentes membros da IRT, a forma como cada membro pondera os diferentes factores de avaliação ou os dados sobre o doente, a forma como a equipa chega a uma decisão sobre a colocação, a forma como a equipa envolve os doentes e os seus cuidadores no processo de tomada de decisão e a forma como as decisões, uma vez tomadas, são avaliadas, não constam da literatura atual sobre a gestão do AVC.

Para obter dados sólidos que possam ser utilizados para descrever qualquer um destes processos, é necessário examinar o processo tal como ele ocorre na realidade. O objetivo do presente estudo foi, por conseguinte, investigar as interações IRT a fim de explorar e descrever o processo de tomada de decisão da equipa interdisciplinar de reabilitação na decisão sobre o local de alta para os sobreviventes de AVC que tiveram a sua primeira alta após uma hospitalização aguda. Em particular, o estudo visava investigar o processo das interações IRT à medida que estas ocorriam. Por conseguinte, as técnicas etnográficas que envolvem observações e entrevistas foram consideradas a ferramenta de investigação mais adequada para este tipo de estudo. O capítulo três descreve esta metodologia em mais pormenor.

Capítulo 3

Metodologia

Muitos dos problemas de saúde da modernidade tardia são essencialmente problemas de significado e interpretação. Os métodos de investigação qualitativa centram-se nos significados e nas interpretações.

Arroz e Ezzy

3.1 Introdução

Qualquer investigação requer uma metodologia adequada à natureza do estudo e à(s) questão(ões) que está(ão) a ser colocada(s). O objetivo desta investigação foi o de conhecer melhor a "cultura" da equipa interdisciplinar de reabilitação, ou seja, os factores que influenciam os processos de tomada de decisão da equipa e a forma como as equipas integradas de reabilitação chegam às suas decisões. Esta investigação explorou e descreveu as situações específicas do cliente, clínicas e familiares consideradas pelos membros da equipa e a forma como esta informação foi comunicada e avaliada por eles durante o processo de tomada de decisão para escolher o destino para a alta do sobrevivente de AVC de uma unidade de AVC num hospital da Colúmbia Britânica. Mais importante ainda, o objetivo era compreender o comportamento dos participantes, em parte a partir da perspetiva dos próprios participantes. Quais eram os seus motivos e intenções, e como é que eles entendiam o processo em que estavam envolvidos? Que elementos contextuais e culturais desempenharam um papel neste processo? A metodologia desta investigação foi escolhida para responder a estas questões.

Conceptualmente, o estudo baseou-se em várias perspectivas teóricas, tais como a fenomenologia e os estudos culturais, mas particularmente o interacionismo simbólico, que se centra fortemente em questões de significado e de processo social (Blumer, 1969). Foi escolhida uma metodologia qualitativa, a etnografia, para a recolha de dados, em parte porque complementa o interacionismo simbólico e em parte porque se presta a um estudo exploratório como este, numa área relativamente nova da prática clínica. Através da observação atenta e da familiarização com o grupo em estudo, um investigador pode utilizar a etnografia para identificar símbolos culturais e explorar o significado que os participantes lhes atribuem, as suas próprias acções e as acções dos outros (Blumer, 1969). Utilizando técnicas de observação e de entrevista, os dados deste estudo foram recolhidos num hospital regional e depois analisados por temas.

3.2 Interacionismo simbólico

O interacionismo simbólico é um quadro concetual sociológico bem estabelecido que procura compreender o significado que as pessoas criam através das palavras que utilizam e do comportamento que exibem quando interagem intencional e propositadamente com os outros para criar o seu mundo social partilhado. O interacionismo simbólico tem as suas raízes na fenomenologia e dá ênfase ao significado subjetivo da realidade com base na perspetiva do indivíduo ou do grupo (Denzin, 2008). O interacionismo simbólico é uma perspetiva sociológica que tem influência em muitas áreas da disciplina sociológica. É particularmente importante para a microssociologia e a psicologia social. Embora o interacionismo simbólico tenha origem na afirmação de Max Weber de que os indivíduos agem de acordo com a sua interpretação do significado do seu mundo, o filósofo americano George Herbert Mead introduziu esta perspetiva na sociologia americana na década de 1920 (Pollit & Beck, (2013). Os investigadores orientados para o interacionismo simbólico examinam a forma como as pessoas criam significado durante as interações sociais, como representam e constroem o seu eu (ou identidade) e como as suas definições e interpretações das situações influenciam as suas respostas. A linguagem, especialmente a utilização de símbolos, metáforas e descrições, é uma parte importante da comunicação de significados (Blumer, 1969). De acordo com Denzin (2008), o interacionismo simbólico parte do princípio de que o significado, a linguagem e os pensamentos alteram cada interpretação individual. O foco está frequentemente na ação humana e não nas grandes estruturas ou significados sociais. O interacionismo simbólico é um processo interpretativo. De acordo com Blumer (1969), este processo é designado por *role-taking*. Blumer (1969) afirma que as pessoas são essencialmente conformistas que tentam cumprir as normas que acompanham os seus papéis, incluindo o controlo dos membros do grupo para garantir que o desempenho do indivíduo num grupo está em conformidade com as normas acordadas do grupo. Neste caso, trata-se da capacidade de um membro da IRT para fazer valer o significado da perspetiva dos outros membros da IRT. Isto assegura a clareza no seio do grupo. Isto também depende do papel que cada membro desempenha no grupo quando se discutem os objectivos de alta para os sobreviventes de AVC.

Em última análise, os investigadores que utilizam o interacionismo simbólico procuram explicações para as acções que são mais profundas do que o comportamento superficial sugere. O interacionismo simbólico tem sido utilizado para estudar uma vasta gama de temas, desde o desvio e a criminologia aos movimentos sociais e à "instituição total".

No domínio dos cuidados de saúde, o interacionismo simbólico influenciou vários estudos sobre a interação humana, incluindo as perturbações da personalidade na investigação sobre saúde mental, a vida num hospital ou a forma como a doença e a experiência subjectiva de estar doente são construídas através das trocas médico-doente. Os investigadores que se baseiam no interacionismo simbólico examinaram o assédio moral entre enfermeiros, a saúde das mulheres e o significado da saúde e da doença em grupos transculturais (Crooks, 2010). Os médicos e os enfermeiros, tal como as outras pessoas, têm crenças, intenções e valores que trazem para o seu trabalho e expressam através da sua linguagem e de outros comportamentos. Ao explorar estes aspectos da sociedade humana utilizando uma abordagem interaccionista simbólica, o investigador pode fornecer explicações mais profundas do comportamento social e individual.

Uma vez que o presente estudo se centra na interação entre os membros de uma equipa clínica interdisciplinar, o interacionismo simbólico foi um quadro analítico adequado. Trata-se de uma perspetiva ideal para examinar a forma como os membros da equipa interpretam os dados clínicos, como atribuem significado às palavras e acções uns dos outros e como respondem com base nos significados que criam. Por exemplo, o interacionismo simbólico pede ao investigador que explore as perspectivas, crenças, valores e pensamentos que levam um membro da equipa a dizer que um doente "precisa de tantos cuidados que a família ficaria sobrecarregada" ou que "precisa da família à sua volta". O interacionismo simbólico também convida o investigador a explorar o significado subjacente a comportamentos e acções não verbais, como por exemplo, revirar os olhos quando um colega defende um determinado destino de alta. É claro que a interpretação de tais afirmações e gestos pode ser ajudada pela interrogação da pessoa que os fez. O interacionismo simbólico pede ao investigador que não olhe apenas para o comportamento superficial, como as palavras utilizadas para justificar uma decisão de encaminhamento, mas que compreenda também o sentido e o significado atribuídos ao comportamento e, em última análise, os valores e as crenças negociados pelos membros da IRT. Esta investigação mais profunda permitirá ao investigador compreender melhor os factores individuais e colectivos que motivam as decisões de colocação. Ao analisar os dados, o investigador basear-se-á na teoria para procurar os significados, a linguagem e os pensamentos que emergem nos dados.

3.3 Qualidade da investigação

Os métodos de investigação qualitativa são frequentemente utilizados na investigação orientada para o interacionismo simbólico. Ao contrário da investigação quantitativa, que se baseia na codificação numérica dos dados e na análise estatística, os investigadores qualitativos devem reconhecer as suas próprias perspectivas, preconceitos, estruturas filosóficas e sistemas de crenças que podem influenciar a sua interpretação dos dados não numéricos. Os investigadores devem ter o cuidado de não conciliar a análise dos dados com as suas teorias pressupostas. Ao contrário da investigação quantitativa, não existem testes normalizados na investigação qualitativa, pelo que "a validade é representada pelas acções, objectivos e processos envolvidos" (Winter, 2000, p. 67). Guba e Lincoln (1994) sugeriram categorias metodológicas qualitativas que parecem mais relevantes para este estudo exploratório e que devem reforçar o rigor da investigação: *Credibilidade, Fiabilidade, Confirmabilidade e Transferibilidade.*

A fiabilidade ou *credibilidade* da investigação qualitativa pode ser apoiada pela clareza das perguntas feitas aos participantes, que os ajudam a descrever o impacto do fenómeno que está a ser estudado. Para abordar a questão da credibilidade no presente estudo, o investigador certificou-se de que estava familiarizado com a literatura sobre este tema. Além disso, o investigador começou por passar algum tempo com o IRT para compreender a organização. Lincoln e Guba (1985) consideram que a observação prolongada da cultura de um grupo assegura que o investigador se familiarize com as normas culturais desse grupo, de modo a que se possa desenvolver a confiança. Uma vez que o investigador estava familiarizado com a literatura e a cultura do grupo, foram formuladas perguntas que permitiram aos participantes afirmar as suas próprias percepções do processo de tomada de decisão em relação ao seu funcionamento como equipa e que permitiram aos membros da equipa falar sobre os seus sentimentos em relação à tomada de decisão em geral. Uma vez alcançado este objetivo, o investigador ofereceu aos membros da IRT a oportunidade de confirmarem as percepções do investigador à medida que estas surgiam. Isto ocorreu normalmente no período que antecedeu o início das sessões semanais, quando os membros da equipa chegaram.

A fiabilidade consiste em documentar o processo de recolha de dados para que, se outros investigadores tentarem duplicar o estudo, sejam capazes de o realizar da mesma forma que o investigador. A apresentação completa dos dados e da documentação de apoio permite uma pista de auditoria que garante a *fiabilidade* da investigação. A pista de auditoria neste estudo inclui transcrições de entrevistas, análises de dados, notas sobre o processo, descrições de dificuldades encontradas no método, notas pessoais sobre observações, impressões ou interpretações, e quaisquer cópias de rascunhos relacionados com o trabalho final que, se revistos por um observador externo/objetivo ou conduzidos por outro investigador, resultariam nos mesmos dados e interpretações semelhantes obtidos através desta investigação (Guba & Lincoln, 1994; Polit et al., 2001).

A confirmabilidade, que diz respeito à objetividade, foi conseguida neste estudo através da utilização de vários analistas para conjuntos de dados selecionados aleatoriamente. O investigador recorreu à ajuda de um revisor independente que estava razoavelmente familiarizado com a cultura de investigação. A análise temática foi comparada entre uma amostra do trabalho do investigador e a do revisor independente. Também se recorreu à verificação dos membros do IRT, o que permitiu confirmar ou contestar as conclusões do investigador.

A transferibilidade refere-se à aplicação desta investigação de uma situação para outra. Shenton (2003) afirma que a investigação qualitativa está normalmente limitada a um pequeno número de "contextos e indivíduos particulares", pelo que é impossível generalizar para outras "situações ou populações" (p. 69). Os resultados da investigação foram apoiados por uma descrição e transcrição detalhadas e literais pelo investigador das experiências articuladas pelos participantes, bem como por uma pista de auditoria clara. Desta forma, o investigador forneceu dados contextualizados suficientes, registados no capítulo das conclusões, para permitir que outros leitores façam a transferência.

Chenail (1997) salienta a importância da criação de sentido na investigação qualitativa e a forma como os projectos de investigação "se enquadram no contexto mais vasto da literatura sobre o tema, as experiências do investigador com o fenómeno em questão e o significado que ele ou ela dá ao fenómeno no terreno" (p. 1). Com base neste ambiente de investigação mais alargado, o investigador é capaz de triangular o estudo qualitativo. O termo triangulação deriva da prática utilizada por marinheiros e agrimensores para determinar a sua localização examinando a intersecção de três pontos. No entanto, desde o trabalho seminal de Denzin (1978) sobre a triangulação da investigação, o termo significa geralmente que um investigador utilizou diferentes conjuntos de dados e diferentes formas de os analisar. A triangulação significa que são utilizadas diferentes referências ou diferentes pontos de vista para chegar a uma conclusão sobre uma determinada área de estudo (Poilit & Beck, 2008). A triangulação tem por objetivo confirmar ou refutar uma única conclusão proposta por um único investigador (Denzin, 1989). De acordo com Denzin, a triangulação visa também assegurar uma imagem mais precisa do fenómeno em questão, garantindo diferentes tipos de confirmabilidade. Esta investigação utilizou observação, entrevistas, observação de uma amostra da recolha de dados inicial por membros da equipa de supervisão, análise temática para garantir que o investigador estava no caminho certo, verificações dos membros e o recurso a um revisor independente.

3.4 Etnografia: Explorar a cultura

Os métodos etnográficos são ideais para responder às questões colocadas neste estudo. A etnografia é uma forma de investigação qualitativa que se baseia em observações repetidas de interações interpessoais e permite ao investigador explorar a forma como os diferentes participantes na atividade interpretam as acções, os motivos e a cultura de si próprios e dos outros. Este método de investigação complementa o interacionismo simbólico como base teórica, uma vez que se baseia na observação natural e permite que os participantes forneçam explicações na sua própria língua. O valor da investigação etnográfica para o presente projeto de investigação é explicado após uma breve descrição do método em si.

3.4.1 Visão geral da etnografia. A investigação etnográfica, uma forma de investigação qualitativa amplamente utilizada, dá ênfase à descoberta e à descrição e não assume respostas ou confirma hipóteses através de significância estatística, embora o etnógrafo possa ter alguma ideia do que vai descobrir (O'Reilly, 2005). Sendo um método de investigação holístico baseado na ideia de que as caraterísticas de um sistema nem sempre podem ser compreendidas de forma independente (Rice & Ezzy, 2002), a etnografia centra-se em descrições cuidadosas e exactas de grupos ou ambientes através da observação e documentação de indivíduos e da sua cultura. As etnografias estudam as "crenças, comportamentos, normas, atitudes, disposições sociais e expressões de um grupo que formam um padrão descritível na vida dos membros de uma comunidade ou instituição" (LeCompte & Schensul, 1999, p. 21) e examinam a forma como os indivíduos interagem nestes contextos culturais e exibem traços culturais através da linguagem, rituais e outros comportamentos. As etnografias, especialmente as baseadas no interacionismo simbólico, incorporam explicitamente as percepções das próprias pessoas sobre o que sabem, acreditam, pensam, compreendem ou sentem, ou o que querem dizer quando fazem o que fazem. A etnografia ajuda a descobrir o conteúdo, a representação e a interpretação do significado coletivo destes indivíduos ou grupos, uma vez que a cultura não é uma caraterística individualizada com partes que podem ser estudadas isoladamente, mas algo que é partilhado e repetido por outros dentro de um determinado grupo. Os métodos etnográficos são ideais para a investigação de grandes e pequenos grupos culturais, por exemplo, uma equipa interdisciplinar.

A força da etnografia reside na sua capacidade de unir duas perspectivas: a dos participantes, que realizam as suas actividades normais num ambiente natural (emic), e a do investigador, que, enquanto observador, fornece explicações que transcendem diferentes contextos culturais (etic) (Malinoswski, 1922). A primeira permite compreender a cultura e as razões específicas do contexto para as acções; o principal objetivo é "compreender o ponto de vista do nativo, a sua relação com a vida, perceber a sua visão do seu mundo" (Malinowski, 1922, p. 25), enquanto a segunda procura contrastes e comparações interculturais para uma compreensão mais abrangente (Richards & Morse, 2007). Por exemplo, nos famosos estudos de Margaret Mead sobre a adolescência em Samoa, ela reconheceu tanto a importância das crenças pessoais formadas através e dentro da cultura local (perspetiva emic) como a universalidade da puberdade (perspetiva etic) na explicação dos ritos de passagem dos adolescentes (Mead, 1928). A etnografia é muito diferente da simples observação de um determinado grupo, uma vez que exige que o investigador se aprofunde numa cultura para a compreender como um "insider", mantendo-se neutro em relação a essa cultura, a fim de fornecer um relato que seja compreensível para os "outsiders". A investigação etnográfica é um meio eficaz de recolher informações de grupos ou culturas e de se familiarizar com as suas normas (Roper & Shapiro, 2000).

1.1.2 Conduzir a etnografia. Como método prático de investigação, a etnografia implica ter acesso a um grupo e observar e documentar a sua cultura à medida que os membros vivem a sua vida quotidiana (Fetterman, 1998, p. 1). Ao observar continuamente os participantes no seu ambiente cultural natural, os investigadores podem começar a identificar padrões de comportamento (Atkinson, 2007). Os etnógrafos têm muitas vezes palpites ou hipóteses sobre o que vão encontrar, mas devem ser capazes de "ir para o terreno com uma mente aberta sobre o grupo cultural envolvido na investigação..." de modo a explorar e extrapolar novas fontes de dados através da representação de nuances dentro do grupo cultural (Fetterman, 1998, p. 2). Para compreender a perspetiva de quem está por dentro, o etnógrafo ouve as conversas, faz perguntas e recolhe dados diretamente dos participantes "observando-os, participando nas suas vidas e fazendo perguntas que se relacionam com as experiências da vida quotidiana tal como as vimos e experimentámos" (O'Reilly, 2005, p. 92). Naturalmente, os membros da cultura vão querer saber mais sobre o investigador, e isso faz parte do processo. Um encontro bidirecional permite que o informador aprenda mais sobre o investigador e se familiarize com as questões, e para o investigador permite o acesso a mais informações sobre a cultura do participante. O investigador também desenvolve pontos de vista e interpretações pessoais das observações ou declarações do participante, elaborando e confirmando hipóteses informais e lendo outros estudos (Morgan, Gliner, & Harmon, 2006).

Os etnógrafos estudam uma cultura utilizando uma combinação de métodos: observação visual e auditiva, entrevistas orais e documentos (notas narrativas) de uma cultura que ajudam o etnógrafo a compreender os significados e as experiências dos participantes num sistema social. O etnógrafo moderno escreve notas em diários de campo, grava entrevistas e conversas naturais com um gravador de áudio e regista paisagens e actividades com uma câmara digital. O investigador pode observar a linguagem corporal, as expressões faciais e as nuances subtis no comportamento dos membros do grupo que podem não corresponder às expressões verbais dos participantes (Atkinson, 2007). Utilizando estes dados, o investigador procura padrões ou temas que forneçam interpretações descritivas para explicar o desenvolvimento, a manutenção e o significado de determinados processos sociais no âmbito dessa cultura.

O etnógrafo deve definir claramente o seu papel no grupo, pois isso pode afetar a forma como é visto pelos membros do grupo (O'Reilly, 2005). Uma forma de observação etnográfica é a 'observação participante', em que alguém se junta ao grupo e faz tudo o que este faz como se o investigador fosse um elemento interno. Isto pode ser feito tanto de forma aberta como encoberta. A investigação encoberta é conduzida completamente "disfarçada", sem que o grupo saiba quem é o investigador. Isto sugere um elemento de espionagem e pode levar a dilemas éticos durante a recolha de dados. Na investigação aberta, o etnógrafo explica porque é que está presente, mas também pode tomar notas de campo o mais secretamente possível para que os participantes se esqueçam porque é que o investigador está presente (O'Reilly, 2005).

A outra forma de observação é a 'observação não participante', em que o investigador não participa realmente nas actividades do grupo, mas tem autorização para observar 'à margem', para ver aspectos do processo do grupo que não podem ser reconhecidos sem observação. O principal risco da observação não participante é que a presença do investigador pode influenciar as atitudes e os comportamentos individuais e, por conseguinte, o desempenho global do grupo (Fetterman, 1998). Independentemente de o investigador ser um participante ou um não participante no grupo, o objetivo final é o mesmo: os participantes sabem o que o investigador está a fazer, mas o investigador não está no centro das suas atenções" (Atkinson, 2007).

As notas de campo desempenham um papel importante na recolha de dados durante as observações. As notas de campo são registos escritos que descrevem as observações e as experiências das pessoas estudadas. Estas notas contêm não só o que foi visto e ouvido, mas também as percepções do investigador e as questões que surgem, que podem servir de pontos de referência para utilização posterior. Inicialmente, o investigador pode não ter a certeza de quais as observações que merecem ser descritas por escrito, mas por vezes as primeiras idas ao terreno são as mais importantes, pelo que é crucial que o etnógrafo escreva o máximo de pormenores possível (O'Reilly, 2009). Quanto mais familiarizado o investigador estiver com o grupo observado, mais exactas serão as notas de campo (MacKinem & Higgins, 2007).

Os etnógrafos também utilizam as entrevistas para obter informações valiosas sobre as idiossincrasias culturais (Bauman & Adair, 1992). De acordo com Spradley (1979), uma entrevista etnográfica tem os mesmos elementos que uma "conversa amigável" (p. 58), em que os participantes falam como se estivessem a falar com um amigo ou colega, revezam-se naturalmente e não seguem uma ordem estrita. Caso contrário, a conversa pode tornar-se tão rígida que o participante deixa de colaborar. Tal como numa conversa, o investigador dá explicações ao participante (Spradley, 1979).

Na prática, as entrevistas etnográficas semi-estruturadas são normalmente realizadas cara a cara e começam com uma série de perguntas "abertas" que podem ser alargadas com base nas respostas dos participantes (Bauman & Adair, 1992). Desta forma, o processo de recolha de dados pode ser flexível e responder aos participantes, ao mesmo tempo que permite ao investigador alargar as perguntas ou pedir mais explicações sobre as respostas. Esta flexibilidade também permite ao investigador centrar as perguntas no decurso da entrevista e desenvolver informações que podem ser cruciais para a investigação (Creswell, 2009). As respostas também são flexíveis ou "abertas", permitindo que os participantes desenvolvam as suas respostas para fornecer informações ricas a partir da sua perspetiva (Creswell, 2009). Ao contrário de uma entrevista fechada, numa entrevista semi-estruturada não há respostas certas ou erradas, não há escolhas forçadas ("sim ou não") e não há restrições quanto à forma como o inquirido pode responder (O'Reilly, 2005).

Por último, um etnógrafo pode ouvir as histórias que os membros de uma cultura contam uns aos outros quando socializam. Por vezes, as histórias também aparecem em documentos impressos, que constituem outra fonte de dados. Estas histórias ou narrativas são uma das formas pelas quais as pessoas dão sentido ao seu mundo (Atkinson, Coffey, Delamont, & Lofland, 2001) e fornecem ao investigador uma outra forma de compreender a cultura em questão. As narrativas são frequentemente acontecimentos que ocorreram localmente e que são depois transmitidos como histórias contadas de uma pessoa para outra. Estas podem ser medidas e analisadas para identificar temas e padrões (Gubrin & Holstein, 2008).

1.1.3 Etnografia no presente estudo. A etnografia tem um grande potencial para expandir o nosso conhecimento das organizações de cuidados de saúde e mesmo de equipas especializadas (como uma equipa interdisciplinar de reabilitação) dentro destes contextos (Morse & Field, 1996). A investigação etnográfica dá ênfase à descoberta e não à assunção de respostas. O método etnográfico centra-se em descrições cuidadosas e rigorosas de grupos ou ambientes culturais. O ambiente cultural em questão é uma unidade terciária de AVC e o grupo cultural é o IRT que toma a decisão de dar alta ao sobrevivente de AVC para uma unidade de cuidados continuados ou para a comunidade. A etnografia consiste em observar e documentar a cultura de grupos de pessoas e a forma como todas as pessoas criam, transmitem, partilham, mudam e recriam traços culturais num grupo (LeCompte & Schensul, 1999). No seu livro seminal sobre a utilização da etnografia para estudar contextos de cuidados de saúde, Boyle (1994) descreve os "papéis culturais", as "normas" e os "valores" nestes contextos e a forma como podem "influenciar a saúde e a doença". Stein (1991) argumenta que a etnografia, para compreender as complexidades do pensamento e da ação nos contextos de cuidados de saúde, "... oferece uma compreensão mais abrangente da tomada de decisões clínicas do que as doutrinas culturais e biomédicas formais, como a ciência médica, o profissionalismo, a objetividade, a racionalidade, a eficiência [e] a santidade da relação enfermeiro-doente" (p. 8). O presente estudo seguiu esta tradição ao utilizar métodos etnográficos para descrever e compreender como as equipas interdisciplinares de reabilitação tomam decisões sobre o local de alta dos sobreviventes de AVC (Rice & Ezzy, 2002).

A etnografia foi ideal para este estudo, uma vez que visou observar e descrever a cultura de uma equipa interdisciplinar de reabilitação, incluindo os papéis adoptados pelos indivíduos e o seu impacto no grupo como um todo, e explorar os processos e factores que influenciaram as decisões da equipa sobre o alojamento pós-hospitalar para sobreviventes de AVC. Este estudo também levanta questões para investigação futura e permite comparações ou contrastes com equipas interdisciplinares noutros contextos. (Estudos comparativos podem não ter sido possíveis anteriormente, uma vez que o investigador não conseguiu encontrar artigos publicados que examinassem o funcionamento de uma EIR numa perspetiva cultural). A observação não-participante foi escolhida como o melhor método de recolha de dados observacionais, uma vez que o investigador não podia participar no processo de tomada de decisões propriamente dito, mas precisava de estar presente nas reuniões da equipa. Foi realizada uma entrevista semi-estruturada gravada em cassete com cada membro da EIR para determinar as suas percepções do processo de tomada de decisões em que participaram.

Como a investigadora assumiu o papel de observadora não participante, correu o risco de contaminar o processo natural da equipa interdisciplinar de reabilitação, uma vez que a sua presença nas sessões não era normal. Além disso, a investigadora tinha trabalhado anteriormente como enfermeira educadora clínica na unidade de AVC e conhecia alguns dos membros da equipa, particularmente os enfermeiros. Como observadora não participante, foi importante para a investigadora ganhar aceitação e construir uma relação de confiança com a equipa, ao mesmo tempo que tinha de se precaver contra preconceitos ao observar as reuniões da equipa. Inicialmente, a equipa resistiu à presença da investigadora, mas à medida que os membros se sentiram mais à vontade com a sua presença na sala e lhes foi garantida a confidencialidade, o processo natural da equipa regressou. A investigadora tinha a certeza de que a situação ideal tinha sido alcançada quando uma equipa

Um membro do grupo disse durante uma entrevista: "Esqueço-me que estás aí". (O potencial de influência dos observadores é discutido no capítulo "Discussão").

3.5 Autorização ética

Foi também obtida a aprovação ética para este estudo. O Canadian TriCouncil Policy Statement (TCPS) on Ethical Conduct in Human Research (2010) afirma, nas secções 3.1, 3.2, 3.4 e 3.5, que a investigação não será iniciada sem consentimento prévio por escrito e que o consentimento é dado voluntariamente. Os participantes foram informados de todos os riscos e benefícios e do seu direito de se retirarem a qualquer momento sem qualquer penalização, bem como de retirarem dos conjuntos de dados quaisquer observações do seu comportamento, conversas ou outras interações. Os investigadores são obrigados a divulgar as descobertas acidentais que tenham um impacto significativo no bem-estar de um participante, quer tenham sido previstas ou não. O presente investigador obteve o consentimento escrito de todos os indivíduos envolvidos na observação e na entrevista neste estudo.

Os hospitais e as universidades também têm as suas próprias diretrizes éticas. Antes de a investigadora poder obter a aprovação ética do Conselho de Ética Hospitalar (HERB), precisava da autorização do administrador e dos chefes de departamento do hospital que serviu de local de investigação. Depois de obter estas autorizações, o HERB autorizou a investigadora a assumir o seu papel de observadora não participante do IRT. Foi também necessária a aprovação ética para a observação participante humana por parte do Comité de Ética em Investigação Humana da Universidade Edith Cowan. Dado que o HERB tinha dado autorização e que todos os participantes no IRT estavam de acordo, o Comité de Ética da Universidade também aprovou a investigação. A autorização para a realização da investigação foi concedida para o período de setembro de 2012 a setembro de 2013. As cópias das cartas de autorização são anexadas à presente tese como apêndice.

É importante notar que os sobreviventes de AVC não foram obrigados a dar o seu consentimento, uma vez que não estavam a participar no estudo. Embora não tenham sido utilizados dados pessoais no estudo, o investigador teve acesso a informações de saúde privadas; por conseguinte, foi obtida uma autorização para evitar a necessidade de obter o consentimento de cada sobrevivente de AVC. A dispensa foi considerada adequada porque, embora o conteúdo dos registos médicos privados tenha sido discutido, a investigadora não estava preocupada com a informação clínica; estava antes interessada nas interações e comportamentos da equipa interdisciplinar de reabilitação. De acordo com as diretrizes do Conselho Nacional de Saúde e Investigação Médica do Canadá para a dispensa de consentimento e com as diretrizes do governo federal australiano para a proteção da privacidade dos registos médicos, a investigadora garantiu aos comités de ética do hospital e da universidade que todas as informações médicas pessoais discutidas durante a investigação permaneceriam confidenciais e só seriam vistas pela investigadora. Tanto o comité de ética do hospital como o da universidade aprovaram a renúncia.

De acordo com as secções 5.1 e 5.2 da declaração de política do Tri-Council do Canadá, "a informação não identificada está isenta das leis de privacidade e os princípios de privacidade na saúde não se aplicam" (pp. 58-59). A preocupação com o facto de os participantes poderem ser potencialmente identificáveis através da utilização da sua profissão foi abordada no contexto da obtenção do consentimento. Cada profissional de saúde foi informado da forma como o investigador tencionava identificar as citações sobre um determinado profissional de saúde e foi-lhe dada a oportunidade de retirar qualquer citação da tese se considerasse que poderia identificá-lo ou se sentisse que estava a ser retratado de forma negativa. Nenhum participante optou por retirar as suas citações (que identificaram como suas) das transcrições ou da dissertação.

3.5.1 Riscos: Aquando da apresentação dos pedidos aos vários comités de ética, previa-se que o maior risco para os participantes durante o período de observação seria o seu tempo para participar nas entrevistas presenciais. Isto tornou-se evidente durante o período de investigação, quando o investigador se apercebeu de que os membros da IRT estavam muito dispostos a participar nas entrevistas, mas tinham pouco tempo. Este facto limitou a capacidade do investigador de realizar mais do que uma entrevista com cada participante.

Reconheceu-se o risco de a presença do investigador poder ter um impacto na visão que os membros da equipa interdisciplinar têm do papel do investigador. O investigador era um enfermeiro educador na enfermaria e está familiarizado com a equipa. Antes da realização do estudo, suspeitou-se, e foi ocasionalmente expresso por membros da equipa interdisciplinar, que esta relação anterior e a familiarização da equipa com a sua presença poderiam representar um risco de que a sua presença alterasse comportamentos ou afectasse a capacidade de consulta da equipa. Verificou-se que os receios quanto a este risco não se concretizaram e que os processos naturais da equipa não foram afectados pela presença da investigadora.

3.5.2 Benefícios. Há pouca investigação sobre como são tomadas as decisões sobre a colocação de sobreviventes de AVC numa unidade de reabilitação ou como os vários membros da equipa interdisciplinar de reabilitação, os sobreviventes de AVC e os seus cuidadores, participam e contribuem para esta decisão. Esta investigação contribuirá para o corpo de conhecimento ao explicar os factores que influenciam a tomada de decisão da equipa interdisciplinar numa unidade de AVC.

Em termos de benefícios diretos para os participantes, foram identificados três benefícios breves como resultado desta investigação. Em primeiro lugar, os participantes estavam interessados em participar num estudo conduzido por alguém que conheciam e em quem confiavam para "contar a sua história" através de uma lente simpática. Em segundo lugar, os participantes indicaram que sentiam que a observadora não participante era tão discreta que muitas vezes "se esqueciam que ela estava lá". Este facto foi de particular importância, uma vez que uma das principais preocupações quando se realizam estudos de observação é a influência do investigador no comportamento dos participantes. Por último, os participantes manifestaram a esperança dos investigadores de que a observação desta TRI pudesse ajudar a equipa a desenvolver processos e que estes processos pudessem, por sua vez, ser úteis a outros hospitais que implementassem equipas interdisciplinares (não necessariamente limitadas ao AVC).

3.6 Ambiente de investigação

A recolha de dados para este estudo teve lugar numa unidade de AVC agudo num hospital terciário rural com 350 camas e um centro médico académico. O hospital está localizado numa das regiões de saúde provinciais que fornecem unidades de AVC dedicadas e é adjacente a duas outras regiões de saúde que também fornecem unidades de AVC. (As outras quatro autoridades de saúde da província não dispõem de unidades de AVC completas). O hospital e a unidade de AVC em questão servem 13 áreas remotas.

No hospital distrital onde este estudo foi realizado, o tratamento do AVC foi reorganizado em 2010. Em resposta às novas diretrizes provinciais, foi aberta uma unidade integrada de AVC com quatro camas para acomodar doentes nas fases aguda, de reabilitação e complexa do AVC. O objetivo desta reorganização era criar uma abordagem integrada para o tratamento de doentes diagnosticados com AVC e prestar os melhores cuidados possíveis aos doentes com AVC agudo em todo o espetro de tratamento. Os doentes diagnosticados com AVC são geralmente admitidos diretamente do serviço de urgência para uma cama numa enfermaria especializada em AVC. A continuidade dos cuidados é mantida à medida que os doentes progridem nas várias fases de recuperação, mudando de nome mas não de local. O exame, o tratamento e a reabilitação começam imediatamente após a admissão.

O cenário da investigação foi representativo de um cenário "normal" de tratamento de AVC agudo em hospitais da Colúmbia Britânica que têm unidades de AVC. Os doentes admitidos nesta unidade sofreram um AVC isquémico e/ou hemorrágico de gravidade variável. A enfermaria tem atualmente quatro camas para admissão inicial e 28 camas para reabilitação aguda, que é realizada depois de o doente ter sido estabilizado. Em 2012, foram admitidos nesta enfermaria uma média de 20 sobreviventes de AVC por mês. O número de sobreviventes de AVC cujos casos foram discutidos pela equipa interdisciplinar de reabilitação durante o período de observação de seis meses da investigação foi, por conseguinte, de 120 (utilizando os números de 2012), e a duração média de permanência na unidade de AVC foi de duas semanas. Depois disso, o sobrevivente era transferido para a reabilitação aguda durante uma média de dois a quatro meses, exceto se estivesse à espera de uma cama de cuidados continuados, o que poderia prolongar o tempo de permanência do sobrevivente até quatro ou cinco meses.

3.6 Amostra

A amostragem é um termo utilizado na investigação quantitativa para indicar um interesse numa população específica (O'Reilly, 2005). A amostragem na investigação quantitativa consiste em selecionar participantes de um grupo maior que sejam representativos de uma população mais ampla. Deve-se ter cuidado para garantir que a amostra selecionada é um verdadeiro reflexo do grupo maior (Morgan, Gliner, & Harmon, 2006). Os métodos de amostragem teórica também são utilizados na investigação qualitativa para identificar participantes e contextos, mas a representatividade situacional é mais importante do que a representatividade demográfica. Como o investigador qualitativo procura desenvolver uma teoria, a generalização, neste caso, refere-se à medida em que a teoria desenvolvida num estudo pode ajudar a explicar as experiências de outras pessoas em situações comparáveis; o objetivo é fazer "generalizações lógicas para uma compreensão teórica de uma classe semelhante de fenómenos, em vez de generalizações probabilísticas para uma população" (Popay et al., 1998, p. 348). Neste estudo, os participantes eram necessariamente uma equipa de reabilitação integrada a trabalhar num hospital, embora uma equipa deste tipo em qualquer hospital tivesse sido suficiente. Uma vez que a EIR era a única equipa interdisciplinar de reabilitação no contexto da investigação e, por conseguinte, constituía toda a população disponível da qual se poderia ter retirado uma amostra, tratou-se de uma amostra aleatória. A outra população da qual se podia retirar uma amostra era a

população de doentes considerada pela EIR.

3.6.1 A componente IRT da amostra. A equipa interdisciplinar de

reabilitação era constituída por um fisiologista especializado em medicina de

reabilitação, um terapeuta da fala, quatro terapeutas ocupacionais, seis fisioterapeutas,

vários enfermeiros registados e certificados, um planeador de alta e um assistente

social, todos eles funcionários a tempo inteiro ou parcial da instituição de

investigação. Três neurologistas também participaram, mas principalmente para

diagnosticar o tipo de AVC e gerir os cuidados agudos iniciais dos sobreviventes

de AVC; não faziam parte da equipa interdisciplinar de reabilitação e não

aconselhavam sobre os planos de alta. Em algum momento do processo de tomada

de decisão, cada membro da equipa de reabilitação estava envolvido na decisão do

local para onde o sobrevivente de AVC deveria ir após a hospitalização. No entanto, o

fisiologista era o único profissional de saúde que era o membro da IRT responsável

pela decisão final sobre o local de alta.

Physiatrist	Medical professional who specialises in rehabilitation medicine. Male. 40 years of age. Practicing medicine for 15 years.
Physiotherapists (3)	Manage the physical aspects of patients' rehabilitation. One female; two males. Aged between 31 and 55 years. Between one and 23 years experience.
Occupational Therapists (3)	Manage the functional aspects of activities of daily living such as turning on a tap, making a meal or dressing. Three females aged between 25 and 45 years. One with less than one year's clinical experience. Two with greater than five years clinical experience.
Speech Language Pathologist	Concerned with speech, language and swallowing capacity. Female. 37 years of age. Over ten years clinical experience.
Social Worker	Concerned with patient and family support, including access to services and housing. Male. In late 30's. Over ten years clinical experience.
Registered Nurses Licensed Practical Nurses	Provision of clinical nursing care on the stroke unit. All female. Aged between 25 and 55 years. Between one and 25 years clinical experience.
Patient Care Coordinator	Manage the factors of care associated with bed allocation for incoming stroke survivors. Female. 52 years of age Greater than 25 years clinical nursing experience.
Discharge Planner	Registered Nurse who's main role is to determine what services are required once discharge has been

| | | agreed upon.
Female. 55 years of age.
Greater than 25 years clinical nursing experience. |
| Patient Care Coordinator | | Senior Registered Nurse in charge of clinical care on stroke unit.
Female. Over 40 years of age.
Greater than 15 years clinical nursing experience. |

Tabela 2: Membros da equipa interdisciplinar de reabilitação (tabela desenvolvida a partir deste estudo).

3.6.2   Componente de doentes da amostra: inclusão e exclusão. Embora os doentes não tenham sido considerados participantes neste estudo, todos os doentes admitidos na unidade de AVC eram elegíveis para este estudo. Inicialmente, apenas foram incluídos os sobreviventes de AVC que se apresentaram no serviço de urgência nas 24 horas seguintes ao início dos sintomas. No entanto, isto excluiu os doentes com sintomas hemorrágicos e isquémicos, o que não teria dado uma imagem completa da situação de todos os sobreviventes de AVC admitidos na unidade de AVC. A decisão de incluir todos os doentes forneceu dados interessantes sobre a forma como os atrasos na procura de ajuda médica afectam o prognóstico e o resultado dos sobreviventes. (Os doentes que sofreram uma lesão cerebral por outras razões que não o AVC foram excluídos deste estudo, uma vez que o seu resultado não era o de um sobrevivente de AVC.

3.7 Recolha de dados

Os dados foram recolhidos durante um período de seis meses, de janeiro de 2013 a junho de 2013, para que o investigador tivesse oportunidade de observar a IRT e recolher notas de campo sobre o seu comportamento e interações. Seis meses foram também suficientes para entrevistar os membros da IRT e obter informações sobre os seus pontos de vista relativamente à tomada de decisões, particularmente em relação aos sobreviventes de AVC. Mais importante ainda, este período de tempo foi suficiente para o grupo se habituar à investigadora, de modo a que as rotinas naturais da equipa pudessem ter lugar e a investigadora pudesse ter a certeza de que a sua presença não perturbaria os comportamentos e interações dos outros. Durante os últimos dois meses de observação da equipa, a investigadora começou a observar os mesmos comportamentos e a ouvir os mesmos comentários repetidamente, o que indicava que os dados estavam saturados e que não iriam surgir novos temas. O investigador passou um total de 72 horas ao longo de seis meses no local de investigação, observando e ouvindo a interação durante as sessões de IRT.

3.6.2 Observação não participante. Os dados foram recolhidos principalmente durante as reuniões semanais da equipa interdisciplinar, nas quais eram discutidas e tomadas decisões sobre o alojamento. A investigadora assistiu a um total de 24 reuniões. No seu papel de observadora não participante, a investigadora chegou à sala de reuniões da IRT uma hora antes do início da reunião. Sentou-se num lugar aleatório da mesa de reuniões, colocou um pequeno aparelho de gravação à sua frente e abriu o seu caderno de campo. Cumprimentou cada membro da equipa à entrada da sala para lhes lembrar a sua presença, mas sem os alarmar.

Durante estas reuniões, a investigadora observou as interações entre os membros da equipa e registou as suas interações verbais e não verbais sob a forma de notas de campo. Seguindo as sugestões de Emerson, Fretz e Shaw (1995), as suas notas incluíam a hora e a data de observações específicas, observações do local original, símbolos e abreviaturas para agilizar as notas, as percepções do investigador e expressões ou comportamentos específicos dos participantes.

Para garantir a exatidão do registo das observações, a investigadora escreveu as notas de campo durante e imediatamente após cada sessão de IRT, enquanto as percepções ainda estavam frescas na sua mente. Registou comportamentos subtis dos participantes que podem ter influenciado os processos de interação da equipa, tais como mudar de lugar, distração, fazer ou evitar o contacto visual, falar enquanto outra pessoa está a falar, assumir uma posição de poder superior ou inferior, etc. As alterações no tom das interações dos membros da equipa também foram descritas nas notas de campo, e a investigadora anotou na margem os seus próprios pensamentos ou impressões que lhe ocorreram enquanto registava as observações (ver Figura 3).

De seguida, reviu todas as notas de campo anteriores para identificar quaisquer temas emergentes. Também reviu as notas da semana anterior antes de cada sessão, caso houvesse necessidade de mais esclarecimentos.

Para além das notas de campo, a investigadora gravou em áudio todas as sessões do IRT. Isto permitiu-lhe concentrar-se nas suas observações visuais ao longo da sessão. Reviu as discussões gravadas e prestou atenção a vários aspectos: Descrições das situações e condições dos sobreviventes, as contribuições dos diferentes membros,

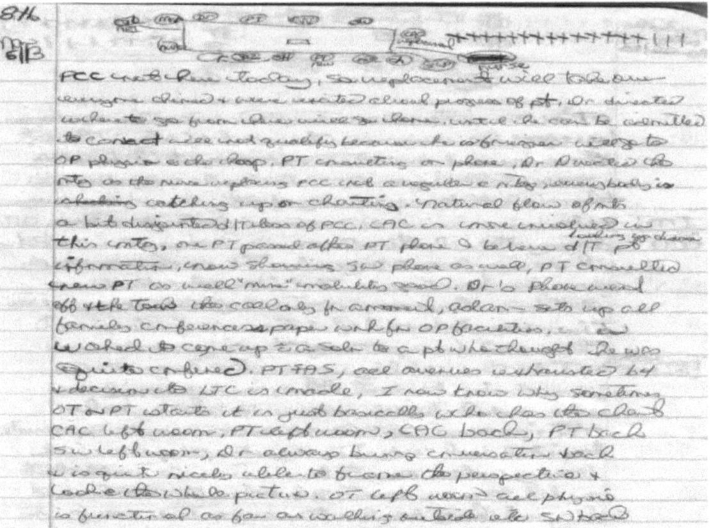

Figura 5: Extrato das notas de campo do investigador

que vozes dominaram as discussões, silêncios, pausas, que decisões foram tomadas com mais frequência, que informação cada membro da equipa trouxe para a discussão, quem participou e que modelo de tomada de decisão pareceu orientar as propostas. Cada gravação áudio foi transcrita literalmente e estas transcrições foram introduzidas num programa informático (NVivo10) para identificar temas consistentes e recorrentes.

O investigador antecipou a discussão de questões tão importantes como a identificação étnico-cultural do sobrevivente de AVC, as suas capacidades físicas, a rede social e a segurança financeira, as relações e o ambiente em casa e os desejos e preocupações da família, dos prestadores de cuidados ou dos futuros prestadores de cuidados. Por fim, o investigador observou se estes factores tiveram impacto na duração da hospitalização ou se a equipa apenas considerou o diagnóstico clínico e o prognóstico do sobrevivente ao planear a alta.

3.6.3 Entrevistas semi-estruturadas. A investigadora entrevistou todos os membros do IRT (N=10) no prazo de dois meses após cada observação do grupo, utilizando um método de entrevista semi-estruturado e aberto; estas entrevistas também foram gravadas. Ao fim de dois meses, a investigadora sentiu-se preparada para realizar as entrevistas, uma vez que estava suficientemente familiarizada com o grupo e tinha desenvolvido uma noção dos meandros do processo de grupo. Os participantes foram entrevistados num local e hora à sua escolha e cada entrevista durou entre 30 e 45 minutos.

Durante a entrevista, o investigador apresentou aos participantes várias observações do processo e pediu-lhes que atribuíssem significado às várias afirmações ou comportamentos que exibiam, fazendo uma pergunta aberta e permitindo a expansão da informação até o participante decidir que tudo tinha sido dito; o investigador repetiu este processo com cada uma das perguntas subsequentes. As perguntas orientadoras foram escolhidas para encorajar os participantes a abordar abertamente quaisquer aspectos da equipa que desejassem discutir, a fim de obter dados ricos a partir dos quais pudessem extrair as suas percepções do processo IRT.

Cada entrevista gravada foi transcrita literalmente e foi fornecida uma cópia ao participante. A entrevista constituiu uma oportunidade para o membro da equipa refletir sobre as suas percepções da interação da equipa e dos processos de tomada de decisão da EIR. Desta forma, o participante ajudou a confirmar as observações do investigador e permitiu a correção de erros ou omissões. Esta revisão pelos membros da equipa não só serviu para confirmar as observações do investigador, como também deu aos participantes a oportunidade de reflectirem e avaliarem a sua prática.

3.8 Análise de dados

A análise de dados qualitativos começa no momento em que se inicia um estudo de investigação. Faz parte de todas as etapas do processo de investigação, desde a conceção até à redação final dos resultados (Morgan, Glinar, & Harmon, 2006). Assim que um etnógrafo entra no seu local de investigação, começa a explorar e a aprender as perguntas a fazer e as caraterísticas a observar. No presente estudo, a investigadora iniciou a análise de dados quando decidiu observar o IRT na unidade de AVC. Embora os dados sejam continuamente analisados durante a investigação etnográfica, a discussão que se segue centra-se no tratamento dos dados após a realização das observações etnográficas e das entrevistas.

A análise de dados qualitativos procura compreender os dados de uma forma diferente da análise quantitativa. Na análise quantitativa, os dados são codificados para análise estatística logo que são gerados e categorizados em categorias analíticas fechadas; na análise qualitativa, os dados não são estruturados e não são codificados desta forma. Na análise de dados quantitativos, são utilizados testes experimentais ou inquéritos para determinar as relações entre variáveis, a fim de confirmar ou refutar uma hipótese. A análise de dados qualitativos, pelo contrário, procura o significado e tenta compreender os dados no contexto da cultura em questão, e não se preocupa com a representação numérica ou a ocorrência provável (Creswell, 2009). A análise na etnografia examina a forma como são estabelecidas as ligações entre os fenómenos observados e a questão orientadora (O'Reilly, 2005). O investigador procura padrões e temas; à medida que estes se tornam evidentes, podem surgir outras questões que justifiquem uma maior clarificação e outra ronda de observação, entrevista ou análise narrativa.

A análise dos dados neste estudo envolveu a procura de temas ou padrões que indicassem os valores individuais, atitudes, crenças e processos de pensamento dos membros da equipa que trabalharam no contexto da investigação e os factores que consideraram ao escolher um local de alta para um sobrevivente de AVC. Estes padrões também indicam a visão partilhada ou comunitária que caracteriza o ambiente ou a cultura da unidade de AVC. A investigadora notou que agrupou os itens em temas no início do processo de recolha de dados e que estes temas se mantiveram consistentes ao longo da recolha de dados, com pouca variação. Isto reflecte a sugestão de Morse e Field (1998) de que pode haver ligações iniciais ou potenciais conclusões baseadas em observações iniciais. As transcrições das sessões e entrevistas foram também copiadas para o programa informático NVivo10 , que ajudou o investigador a rever repetidamente os dados registados e a codificar semelhanças e padrões nos dados como "nós". A revisão dos nós revelou temas adicionais, que foram agrupados num diagrama que foi agrupado após uma análise temática mais aprofundada até não surgirem novos temas analíticos dos dados, o que significa que se atingiu a saturação.

A confiança na interpretação dos resultados deste estudo foi reforçada por uma revisão e análise independentes de uma amostra das notas de campo do investigador por um colega que era um enfermeiro experiente que reviu amostras de notas de campo, actas de reuniões de equipa e transcrições de entrevistas. Foi pedido ao colega que sugerisse temas óbvios para comparar e contrastar com os temas do investigador, o que ajudou a confirmar a fiabilidade dos dados utilizados pelo investigador para a análise. O Capítulo 4 enumera os temas identificados por este colega, que foram incluídos com a sua autorização.

Finalmente, os investigadores devem reconhecer as suas próprias crenças, valores, atitudes e preconceitos - os seus próprios enviesamentos - como parte da análise da investigação, um processo conhecido como reflexividade. Quando os investigadores mergulham na cultura ou no ambiente que estão a estudar, desenvolvem opiniões e interpretações que são influenciadas pela sua própria identidade. Os investigadores têm de estar conscientes de que não vão experimentar a cultura em estudo sem um conjunto de ideias preconcebidas e têm de estar conscientes da reflexividade em todas as fases da recolha e análise de dados (O'Reilly, 2005). Para evitar o enviesamento do investigador neste estudo, a fiabilidade interavaliadores foi verificada em vários intervalos durante a recolha de dados com a ajuda do clínico independente que reviu 10% das cassetes áudio transcritas para comparar os temas que emergiram dos dados.

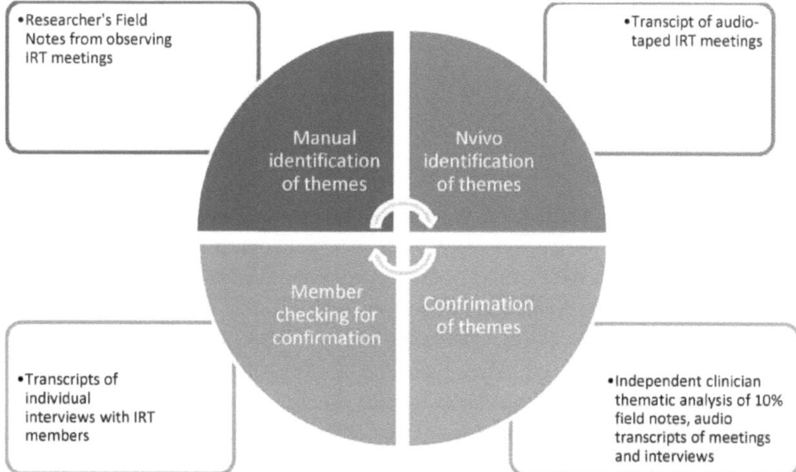

Figura 6: Confirmação da fiabilidade (figura desenvolvida para este estudo).

3.9 Resumo e restrições

A natureza de uma questão de investigação sugere a metodologia mais adequada para lhe dar resposta. Uma vez que a questão de investigação deste estudo se debruçava sobre o significado de um processo social, neste caso a forma como uma equipa de reabilitação integrada negociou a decisão de colocação de um sobrevivente de AVC, o interacionismo simbólico pareceu ser a perspetiva teórica ideal; a etnografia foi uma escolha óbvia como abordagem principal para a realização da investigação. Munido destes instrumentos conceptuais e metodológicos, o investigador realizou observações não participantes e entrevistas semi-estruturadas com membros de uma equipa de reabilitação integrada de um hospital. Os dados recolhidos durante estes procedimentos foram analisados ao longo do processo e no final, fornecendo assim os temas discutidos no capítulo seguinte.

A principal limitação deste estudo é o facto de a recolha de dados e a observação só terem sido efectuadas num dos hospitais da autoridade de saúde local, onde as unidades de AVC são relativamente recentes. Teria sido útil observar outras dinâmicas de equipa noutros hospitais. Teria sido útil entrevistar sobreviventes de AVC e os seus prestadores de cuidados, uma vez que as suas percepções do local de alta podem ter sido diferentes. Uma vez que a equipa não pôde ser filmada durante as sessões semanais da TRI, o investigador não conseguiu captar todos os comportamentos da equipa *no terreno*. O IRT também estava limitado por restrições de tempo, o que significava que o investigador só podia entrevistar cada membro da equipa uma vez.

Capítulo 4
Onde começa

O segredo da mudança é não gastar toda a sua energia a lutar contra o antigo, mas sim a construir o novo.

Sócrates

4.1 Introdução

Os três capítulos seguintes apresentam os resultados dos dados recolhidos durante uma observação não participante de uma equipa interdisciplinar de reabilitação (EIR) num hospital da Colúmbia Britânica, Canadá, de janeiro a junho de 2013. O estudo foi conduzido por um único observador não participante.

As questões de investigação abordadas nesta dissertação incluem:

1. Existem factores relacionados com as políticas hospitalares, o contexto social e económico e a distribuição geográfica do sistema de cuidados de saúde na Colúmbia Britânica e no Canadá que influenciam os processos de tomada de decisão dos IRT relativamente ao local de alta?

2. O modelo de tomada de decisão, a composição e a forma como os membros interagem influenciam as deliberações e a decisão final que a IRT do hospital toma para determinar o local de alta de um sobrevivente de AVC após o tratamento numa unidade de AVC da Colúmbia Britânica?

3. Existem factores específicos do doente, clínicos e familiares que são considerados e avaliados pelos membros da equipa ao determinar o local de alta mais adequado para um sobrevivente de AVC?

Para responder a estas questões, foram recolhidos dados junto das seguintes pessoas:

- 24 reuniões semanais da equipa interdisciplinar numa enfermaria de reabilitação de AVC num hospital da Colúmbia Britânica, Canadá, que foram gravadas e transcritas literalmente. Todos os membros da equipa participaram em cada uma das sessões semanais de IRT. As sessões duravam duas horas e cada sobrevivente de AVC era discutido desde a admissão até à decisão de alta. Os tópicos discutidos nas sessões incluíam a capacidade do sobrevivente para se desenrascar em casa, o acesso a serviços de apoio, incluindo se os familiares estariam presentes para ajudar em casa, e quaisquer comorbilidades que pudessem impedir o sobrevivente de permanecer clinicamente estável. Os familiares não faziam parte da IRT, pelo que não foram incluídos nas sessões. Em vez disso, foram iniciadas sessões separadas a pedido do fisiatra e com a ajuda da assistente social. A informação obtida nestas reuniões familiares era depois discutida nas reuniões semanais.

- Notas de campo de observadores não participantes tomadas durante e imediatamente após a observação das reuniões semanais da equipa; e

- Entrevistas com os membros do IRT (n=10), que também foram gravadas e transcritas na íntegra.

Utilizando estas ferramentas etnográficas, a investigadora observou a cultura da equipa interdisciplinar de reabilitação e a forma como os membros da equipa tomavam decisões sobre o local de alta dos sobreviventes de AVC. Apesar de a investigadora ter trabalhado anteriormente como enfermeira educadora na enfermaria do hospital que serviu de local de estudo e estar familiarizada com alguns dos membros da equipa, não era uma participante ativa na equipa. Um aspeto importante da investigação etnográfica é a forma como a presença de um observador pode alterar o comportamento das pessoas na cultura que está a ser observada. Neste caso, para evitar alterar a dinâmica da equipa através da sua participação, era conveniente que a investigadora se limitasse a observar.

Na etnografia, são consideradas duas perspetivas principais: a perspetiva *emic* (interna), que explora e descreve a cultura de um grupo do ponto de vista dos seus membros, e a perspetiva *etic* (externa), que tenta captar as diferenças entre culturas (Pike, 1967). A perspetiva emic examina as crenças dos membros de diferentes grupos culturais, enquanto a perspetiva etic analisa os diferentes comportamentos dos grupos culturais. Os investigadores que estão familiarizados com o grupo em estudo beneficiam do seu conhecimento interno, o que facilita a recolha e análise de dados e ajuda a "transmitir expressões, sentimentos e objectivos do grupo" para representar as perspectivas dos participantes e o seu significado (LaSala, 2003, p. 16). Os dados incluídos neste estudo têm em conta as duas perspectivas acima mencionadas.

4.2 Analisar os dados

O'Reilly afirma: "A análise está tão interligada com cada fase do processo de investigação que é difícil falar de uma fase específica de análise" (2005, p. 176). Por conseguinte, todos os dados foram analisados separadamente desde o início da recolha de dados e ao longo do processo de investigação, numa base iterativa constante. O investigador ouviu várias vezes os dados gravados das reuniões semanais e reviu as notas tomadas durante as reuniões para identificar temas recorrentes. Os dados das entrevistas foram analisados separadamente antes de serem comparados com os temas das reuniões para garantir a coerência.

Estes dados foram depois introduzidos no programa informático Nvivo10 para analisar os dados em agrupamentos ou nós temáticos. Estes agrupamentos ou nós foram analisados pelo investigador até surgirem temas adicionais. O investigador procedeu então da mesma forma com os dados das entrevistas. Como a etnografia visa duas perspectivas, o investigador utilizou dados etic (notas de campo e observação participante) e dados emic (entrevistas participantes).

4.3 Validação da análise dos dados qualitativos

Ao contrário da investigação quantitativa, a validade na investigação qualitativa

pode ser alcançada através da congruência e da confirmabilidade dos dados. O

investigador esforçou-se por obter congruência com os dados da entrevista e assegurou a confirmabilidade recorrendo a verificações de membros, ou seja, fazendo perguntas aos participantes para esclarecer o significado de certas palavras ou frases. Em seguida, o investigador pediu a um antigo colega de trabalho, um enfermeiro experiente com um mestrado e familiarizado com a cultura em estudo, que verificasse 10% dos dados em bruto para identificar temas. As observações da colega, comparadas com as do investigador, ajudaram a reduzir os preconceitos e a criar transparência, uma vez que ela não tinha os mesmos preconceitos pessoais que o investigador. Guba e Lincoln (1994) sugeriram categorias metodológicas que parecem mais relevantes para o estudo exploratório e que, se seguidas, devem melhorar o rigor da investigação: Credibilidade, Fiabilidade, Adaptabilidade e Transferibilidade.

4.4 Síntese dos resultados mais importantes

Os nós com conceitos semelhantes foram identificados através da análise comparativa contínua e da identificação de conceitos no NVivo. Estes nós foram agrupados em grupos semelhantes, e estes fios de semelhança acabaram por ser fundidos nos três temas-chave. Quando não surgiram novos temas a partir dos dados e a análise temática estava concluída, o investigador voltou a rever a literatura. A gama de temas nos dados era semelhante a muitos dos temas encontrados na literatura.

Os temas-chave identificados nos dados podem ser categorizados em três grupos principais: Ambiente, Equipa e Factores relacionados com o doente (Tabela 4.1). Estes três temas estão estreitamente relacionados com as três questões de investigação identificadas para a recolha de dados nesta dissertação.

Themes	Interviews	Field notes	Audio transcripts	Third person reviewer
Setting: "bed block" (including time constraints)	X	X	X	-
Setting: rural issues	X	X	X	-
Setting: trusting community partners	X	X	X	X
Team: weekly meetings	-	X	X	-
Team: members' roles	X	X	X	X
Team: nurses at the meeting	X	X	X	X
Team: decision-making processes	X	X	X	X
Team: decision-making model	X	X	X	X
Team: cultural environs	X	X	X	
Patient-related factors: patient led decision-making	X	X	X	X
Patient-related factors: role of the family in the decision-making	-	X	X	-
Patient factor:	X	X	X	-
Functional Independence Measure				

Quadro 3: Temas identificados a partir dos dados. Um X indica a fonte de dados que identificou um determinado tema.

Os dados apresentados neste capítulo, sob o título temático "Ambiente", descrevem factores relacionados com a política hospitalar, o contexto social e económico e a distribuição geográfica do sistema de cuidados de saúde na Colúmbia Britânica e no Canadá que afectam os processos de tomada de decisão dos IRT relativamente ao local de alta.

Os dados no capítulo seguinte sobre "Equipa" descrevem as formas como o modelo de tomada de decisão, a composição e as interações entre os membros influenciaram as deliberações e a decisão final da IRT do hospital que determinou o destino da alta dos sobreviventes de AVC após o tratamento numa unidade de AVC da Colúmbia Britânica.

Finalmente, o sexto capítulo apresenta dados sob o título temático de "factores relacionados com o doente" para descrever onde os factores específicos relacionados com o sobrevivente de AVC individual, a sua família ou outras pessoas significativas foram considerados e avaliados pelos membros da equipa ao determinar o local de alta mais adequado para um sobrevivente de AVC.

Cada um dos capítulos de dados é descritivo e não discursivo. Um capítulo final discute os temas dos resultados dos dados e as suas implicações para os processos de tomada de decisão relacionados com a escolha do destino de alta para os sobreviventes de AVC, sugerindo oportunidades para investigação futura e potenciais formas de desenvolver o trabalho da IRT.

O primeiro dos dados temáticos é apresentado na secção seguinte deste capítulo. O foco destes dados é o impacto do ambiente espacial em que o IRT estava localizado na capacidade do IRT para tomar decisões sobre qual o alvo mais apropriado para um sobrevivente de AVC em particular.

4.5 A influência do contexto na tomada de decisões da equipa interdisciplinar

Os temas dos dados descritos neste capítulo relacionam-se geralmente com factores que não se centraram no sobrevivente de AVC ou nos membros da equipa interdisciplinar de reabilitação. Em vez disso, esta secção descreve os factores físicos hospitalares da vida real que tiveram impacto na capacidade da EIR para tomar decisões baseadas apenas na saúde física e psicossocial e no bem-estar do sobrevivente de AVC e dos seus prestadores de cuidados.

A equipa interdisciplinar de reabilitação e o sobrevivente de AVC enfrentaram inúmeras limitações impostas pelo ambiente hospitalar, incluindo as políticas hospitalares, a utilização de camas e o financiamento do sistema de cuidados de saúde na Colúmbia Britânica e no Canadá. Estes factores impediram muitas vezes que o sobrevivente permanecesse na unidade de AVC do hospital o tempo suficiente para conseguir a máxima reabilitação física, social e emocional. Cada um dos temas conta uma história distinta sobre o funcionamento da unidade de AVC e a forma como este funcionamento influenciou a tomada de decisões da equipa interdisciplinar de reabilitação. Estes temas incluíam a disponibilidade de camas, a localização da unidade de AVC na região e a disponibilidade de serviços na comunidade.

4.5.1 Bloqueio de camas. Os membros da IRT discutiram frequentemente um problema que tem sido um tema recorrente na literatura e que é familiar a quem conhece os hospitais: a disponibilidade de camas. A procura de camas na unidade de AVC excedia tipicamente a oferta, sendo o problema exacerbado pela falta de espaço noutros locais do hospital ou noutras instalações próximas para os sobreviventes de AVC. Na altura desta investigação, em 2014, o sistema hospitalar canadiano tinha mais de 70.000 camas de hospital (com uma despesa anual de mais de 47 mil milhões de dólares). No entanto, o acesso imediato a estas camas para novos doentes com AVC é frequentemente muito difícil, uma vez que os sobreviventes de AVC que já não necessitam de cuidados agudos ocupam estas camas enquanto esperam por um lugar em cuidados de longa duração, cuidados de convalescença ou instalações de reabilitação (Sutherland & Crump, 2012). Com apenas quatro camas na unidade de AVC no local da investigação, os membros da IRT tiveram de considerar as condições fora da unidade de AVC, uma vez que recebem doentes de clínicas e hospitais em 13 áreas circundantes (ver Figura 7).

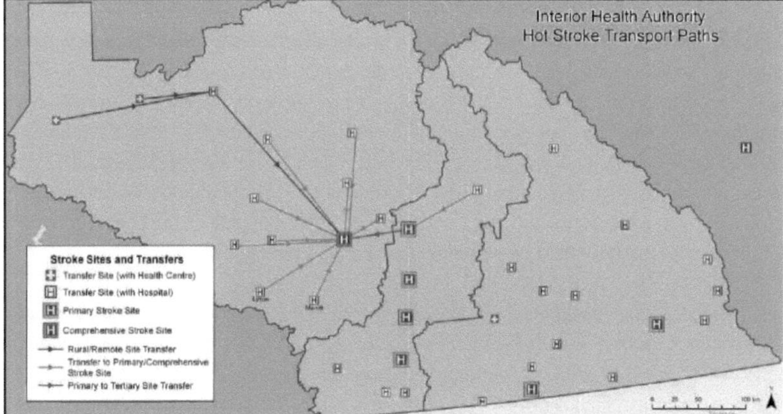

Figura 7: Áreas remotas servidas pela unidade de AVC inquirida [nomes removidos para proteger a identidade]. (Autoridade de Saúde do Interior do Canadá, 2012).

Nalgumas destas áreas remotas, as instalações de emergência podem administrar tPa para ajudar os doentes com AVC isquémico e fornecer uma TAC para o diagnóstico definitivo, mas não dispõem de equipas especializadas em AVC ou de neurologistas para tratamento posterior. Como resultado, os doentes com AVC são transportados para a unidade de AVC deste estudo para receberem cuidados agudos após o AVC, o que coloca uma pressão adicional na disponibilidade de camas.

Outras pressões sociais e económicas também contribuíram para a procura imediata de camas na unidade de AVC. A procura de todas as camas hospitalares está a aumentar à medida que a prevalência do AVC, das doenças cardiovasculares e de outras doenças relacionadas com a idade aumenta com o envelhecimento da população, anunciando potencialmente uma epidemia de hospitalização de longa duração (Fung, 2004). Durante o período de observação, verificou-se que muitas camas de hospital estavam ocupadas por doentes que já não necessitavam de serviços hospitalares especializados e que estariam melhor em instalações de cuidados prolongados ou em casa, recebendo reabilitação ambulatória ou outros serviços médicos. Este fenómeno foi observado num artigo de Sutherland e Crump (2011). Devido a restrições orçamentais e de planeamento governamentais de longa data, a oferta de camas para cuidados de longa duração na Colúmbia Britânica continua a ser limitada (Sutherland & Crump, 2011), embora a crescente procura pública esteja a exercer uma pressão adicional sobre os governos provinciais que financiam os hospitais públicos. Em muitos casos, os governos responderam cobrando uma taxa diária para compensar o custo de cada doente que ocupa uma cama de hospital enquanto espera por cuidados de longa duração ou de convalescença.

Ocasionalmente, os familiares frustrados com os tempos de espera ou com o pagamento de taxas adicionais recorrem aos principais meios de comunicação social para desabafar as suas frustrações com um sistema que consideram ter-lhes falhado. Estas mensagens pintam um quadro sombrio do sistema de saúde que deturpa o elevado nível de dedicação e de cuidados prestados pelos profissionais de saúde no sistema de saúde canadiano. As imagens negativas dos meios de comunicação social de doentes à espera nos corredores dos hospitais sem tratamento adequado estão a forçar os administradores a tomar medidas que afectam toda a população de doentes. Por exemplo, os Coordenadores de Cuidados ao Doente (PCC) de todas as enfermarias são instruídos para darem alta a qualquer pessoa que possa ser tratada em casa, incluindo os doentes com AVC que estão a receber reabilitação. Esta pressão constante para dar alta parecia sempre dominar as discussões sobre os sobreviventes de AVC durante as reuniões semanais da IRT.

Embora todos os níveis do pessoal hospitalar estivessem sob pressão para dar alta aos doentes para casa o mais rapidamente possível, o PCC foi particularmente afetado neste estudo. O PCC tinha frequentemente de encontrar soluções para os problemas de falta de camas enfrentados por famílias e doentes zangados e preocupados. Os principais funcionários e gestores do hospital realizavam semanalmente "reuniões de camas" para encontrar formas de acomodar os recém-chegados dos serviços de urgência e de outros hospitais próximos, o que, por sua vez, exercia uma enorme pressão sobre o PCC para retirar os sobreviventes de AVC do hospital. Quando o PCC levantava a questão da disponibilidade de camas durante as reuniões da IRT - o que acontecia com frequência - havia um silêncio desconfortável na sala, enquanto os membros da equipa se remexiam nos seus lugares. Era comum o PCC lembrar aos outros o impacto que as suas decisões de alta teriam na disponibilidade de camas:

"O problema é que todo o edifício está agora sobrecarregado com 56 camas. Temos doentes de reabilitação (doentes à espera de ocupar camas de outros departamentos) nos livros. Neste momento, temos um grupo de doentes em reabilitação que não está a progredir suficientemente depressa e a pressão é enorme. Temos pessoas em todas as enfermarias e temos de as tirar de lá agora." (PCC)

Os doentes transferidos de áreas remotas contribuíram para a procura de camas,

mas por vezes também foram "trocados". Isto acontecia quando um doente com AVC que já não necessitava de reabilitação intensiva era transferido para um hospital mais próximo de casa, onde existia reabilitação a longo prazo, deixando uma cama disponível para um doente de outro hospital que necessitava de cuidados agudos e de reabilitação que não estava disponível no hospital de origem. Esta "troca" teve um efeito positivo no IRT, em parte porque os doentes transferidos por AVC recebiam frequentemente incentivos adicionais para regressarem a casa para reabilitação após o internamento, libertando mais camas. O seguinte excerto de uma conversa entre o Coordenador de Acesso Comunitário (CAC) e o Coordenador de Cuidados ao Doente (PCC) foi uma troca típica sobre trocas:

"Então estamos a receber um do Hospital [nome], certo? (CAC.)

Recebemos um AVC de [nome]. (PCC)

É amanhã, estamos a fazer uma troca correta? (CAC.)

Isso significa que, se fizermos um acordo, eles continuam a ter duas camas. (PCC.)

Embora os objectivos do IRT fossem maximizar a funcionalidade do doente para assegurar a sua alta para uma unidade adequada, tal nem sempre foi possível, em parte devido à falta de espaço nas unidades locais de reabilitação de curta duração. Uma unidade de cuidados continuados na comunidade onde decorreu o estudo tinha uma unidade de reabilitação de curta duração, onde os doentes podiam descansar e ganhar força, mas não podiam seguir um programa de reabilitação. Nessas instalações, os doentes com AVC que tinham feito grandes progressos no início da sua recuperação corriam o risco de os perder enquanto esperavam pelas consultas de terapia ambulatória que só começariam quando regressassem a casa. Estas instalações de reabilitação de curta duração, como a Unidade de Cuidados de Convalescença (UCC) mencionada na discussão que se segue entre o fisiologista (P) e o Coordenador de Cuidados do Doente (CCP), não estão normalmente localizadas no hospital e, por conseguinte, não dispõem de serviços de reabilitação especializados.

"Quando é que lhe devemos dar alta da reabilitação e admiti-la na ala de recuperação? (P)

Não. Vamos fazer a transferência imediatamente e esperamos que ela seja admitida num quarto agora. (PCC.)

Vamos transferi-la para a unidade de cuidados intensivos. (P)

Sim (PCC)

A família sabe que pensámos na UCC? (P)

Sim. Penso que a UCI foi mencionada há muito tempo, porque penso que era esse o plano original, mas o tempo e a quantidade de terapia de que ela necessitaria seriam provavelmente mais do que a UCI poderia proporcionar. Temos de ver se há uma cama disponível para ela". (PCC)

Por vezes, a discussão nas reuniões da IRT centrava-se na interação entre a unidade de acolhimento e eles próprios e não na disponibilidade de camas especificamente para o sobrevivente de AVC. Conversas como a descrita acima continham frequentemente uma corrente subjacente de frustração sobre se as camas estavam efetivamente disponíveis. Se os sobreviventes de AVC quisessem continuar o seu programa de reabilitação enquanto aguardavam a alta hospitalar, as unidades de reabilitação de curta duração tinham de lhes arranjar espaço. Outros doentes transferidos para estas instalações reduziam o número de camas disponíveis para os sobreviventes de AVC que tinham de permanecer desnecessariamente no hospital de agudos, exacerbando o problema do bloqueio de camas.

Embora a falta de boas instalações de curto prazo tenha retardado o processo de alta em alguns casos, a IRT também foi pressionada a dar alta aos doentes mais cedo do que era clinicamente desejável. Os doentes admitidos para reabilitação de AVC precisam de tempo para se estabilizarem do ponto de vista médico e de tempo para trabalharem no sentido de atingirem os seus objectivos definidos pela IRT. A própria estabilização médica pode demorar até duas semanas, dependendo da gravidade do AVC. Neste estudo, os objectivos iniciais da reabilitação demoraram por vezes mais tempo do que o previsto. Observou-se que os gestores hospitalares se aperceberam deste longo período de tempo e criticaram o IRT por ter objectivos de alta irrealistas para o sobrevivente de AVC. Um membro da equipa resumiu a sua reação à pressão do tempo durante a entrevista:

"Acho que ninguém tem um prazo. Como médico de reabilitação, não trabalho com prazos, porque acreditamos que a reabilitação estabelece objectivos, mas os objectivos levam tempo.... Falei sobre a forma como gostaríamos de trazer os doentes para aqui e dar-lhes um pequeno impulso na reabilitação para que possam realmente ter mobilidade com a reabilitação. Há muitos doentes cujas necessidades de reabilitação não podemos satisfazer antes de irem para casa, o que é lamentável, mas não sei se nós, enquanto equipa, podemos realmente resolver esse problema." (Entrevista #3)

O tempo afectou o tratamento de outras formas. Os sobreviventes de AVC mais velhos precisam de mais tempo para atingir os seus objectivos do que os mais jovens. Uma relação boa e eficaz entre um terapeuta e um sobrevivente de AVC depende do tempo que passam juntos (Barnard, Cruice, & Playford, 2010). A IRT tinha poucas oportunidades de manter os sobreviventes de AVC na unidade de AVC durante o tempo que considerava necessário para prestar os cuidados necessários; a única opção para uma hospitalização prolongada era enviar os sobreviventes para instalações de cuidados continuados.

Os membros da IRT expressaram frequentemente desconforto com as decisões de dar alta para casa a um doente com AVC que ainda não estava preparado para completar a reabilitação em regime de internamento. Os terapeutas ocupacionais e os fisioterapeutas ficaram particularmente perturbados e expressaram desconforto relativamente a essa alta, uma vez que tinham de autorizar a prontidão do doente para a alta e preferiam a reabilitação intensiva no hospital antes de darem alta em segurança à pessoa para casa. No entanto, por vezes, a sua preferência era ignorada pelo coordenador dos cuidados ao doente ou pelo fisiologista. Quando o PCC mencionava que a pressão administrativa estava a aumentar, via-se que os membros da equipa se aproximavam uns dos outros. A investigadora anotou frequentemente no seu diário que os membros da equipa pareciam estar "à procura de orientação" ou "talvez à espera que alguém falasse com argumentos suficientes para manter o doente no hospital durante mais tempo" [sic]. Estas observações, que foram registadas nas notas de campo, foram apoiadas por comentários como os seguintes durante as entrevistas:

> *"Precisamos de programas para criar mais camas para doentes de longa duração. Não temos instalações de reabilitação, por isso damos-lhes alta quando nos dizem, mesmo que não estejam preparados. Por vezes, esperamos que um dos outros membros da equipa encontre uma razão para eles ficarem..." (Entrevista #1)*

Em caso de alta antecipada, os membros da equipa consultam-se mutuamente para criar o melhor plano de reabilitação possível para o doente assim que este sai do hospital.

4.5.2 Dificuldades rurais. O hospital onde decorreu o inquérito é o principal centro de AVC da região e apoia 13 clínicas e pequenos hospitais em zonas remotas. Os doentes são normalmente tratados primeiro no seu próprio centro médico (se disponível) e depois transferidos para a unidade de AVC discutida. De acordo com a Estratégia para o AVC da Colúmbia Britânica, os cuidados no âmbito do AVC devem seguir estratégias que integrem e coordenem todo o espetro de cuidados, o que inclui "prevenção, tratamento, reabilitação e reintegração na comunidade", utilizando uma abordagem de equipa integrada (p. 13).

A IRT mostrou pouca confiança na capacidade das zonas rurais mais pequenas para fornecerem a reabilitação em ambulatório necessária aos sobreviventes de AVC. O Coordenador de Acesso à Comunidade informava frequentemente os colegas sobre o número de camas de reabilitação disponíveis para os doentes nas comunidades mais pequenas, mas estas camas eram frequentemente recusadas porque se considerava que não existiam serviços de reabilitação nas proximidades. Nas entrevistas, os membros da equipa expressaram claramente que não se sentiam à vontade para dar alta a doentes em comunidades rurais mais pequenas, onde parecia haver falta de recursos. Comentários como os que se seguem ilustram a preocupação da IRT relativamente às altas das zonas rurais:

> *"A comunidade tem de complementar o que fazemos se quisermos ter êxito com uma alta." (Entrevista n.º 5)*
> *"Não há recursos se o doente viver numa zona rural." (Entrevista n.º 3)*
> *"Se tivéssemos mais recursos na comunidade e no hospital, provavelmente poderíamos obter melhores resultados." (Entrevista #5)*

Por vezes, a IRT simplesmente não sabia que recursos de saúde estavam disponíveis nas comunidades remotas ou que outros centros de reabilitação na região podiam aceitar doentes com alta. A assistente social ajudava ocasionalmente o Coordenador de Acesso à Comunidade a recolher informações sobre os critérios de admissão destas unidades, que eram três, mas tinha particular dificuldade em descobrir os critérios exactos de admissão destas unidades porque estavam obrigadas a cuidar de outros doentes e só disponibilizavam camas para sobreviventes de AVC se não tivessem uma lista de espera. Uma das instalações nem sequer se situava na província onde o estudo foi efectuado e raramente admitia pessoas com mais de 50 anos. Outra instalação só admitia pessoas com lesões cerebrais adquiridas e a terceira exigia que os doentes tivessem menos de 60 anos.

Os membros da IRT expressaram claramente a sua frustração com a situação durante as reuniões da equipa e as entrevistas, com comentários como os seguintes:

"Esperar pelos recursos da comunidade consome muito tempo". (Entrevista #3)

"Não me agrada que um doente não possa ter alta para as outras zonas periféricas devido aos critérios de admissão, se precisar de uma estadia mais longa antes de poder ir para casa." (CAC)

De acordo com a British Columbia Stroke Strategy (2010), existem menos serviços na Colômbia Britânica para "reabilitação e reintegração na comunidade" do que para "cuidados e tratamento de AVC agudo" (p. 21). Este foi certamente o caso nas zonas rurais, onde existem poucas opções de alta disponíveis para a EIR. Durante este estudo, foi oferecida à EIR a opção de alta para um dos centros de reabilitação remotos, mas a burocracia adicional causou alguma resistência. Os membros da EIR foram encorajados a ficar com o doente para prestar cuidados diretos, em vez de perderem tempo a preencher papelada que poderia ter de ser reescrita e revista antes de a pessoa responsável pela documentação recebida da unidade externa considerar sequer o doente. Os membros da IRT não pareciam compreender que manter um doente com AVC que pode ser elegível para transferência seria uma perda de tempo inadequada, disseram eles.

"Talvez eu possa vir amanhã e passar algum tempo com ele [o doente] para fazer algumas coisas relacionadas com o internamento, e então terei uma ideia melhor se ele se adapta. (MAB)

No entanto, fiz uma transferência total para si. (PT)

Sim, eu tenho-o. (MAB.)

E tu, oh, está bem? (SW)

Simplesmente temos o nosso próprio processo de gravação". (MAB)

Esta situação foi exacerbada quando a IRT recebeu um doente de uma unidade externa com documentação que não correspondia aos registos organizacionais da unidade de AVC, mas não podia "trazer o doente para casa" sem seguir rigorosamente os protocolos administrativos da unidade externa. Os membros da equipa expressaram frustração pelo facto de os doentes e a documentação parecerem chegar ao hospital com facilidade, mas encontrarem grandes obstáculos quando "o seu [o doente do EE]" é trazido de volta.

Algumas das instalações que aceitavam sobreviventes de AVC para posterior reabilitação tinham requisitos de admissão adicionais e restritivos. Por exemplo, os doentes de uma instalação não podiam ter problemas de dependência, não podiam ter mais de uma certa idade e tinham de ser capazes de autoadministrar a sua medicação. Noutro estabelecimento, os sobreviventes de AVC só podiam ser admitidos se tivessem menos de 60 anos e não tivessem antecedentes de abuso de álcool ou drogas. Se não cumprissem todos os requisitos do centro de admissão, os sobreviventes de AVC tinham poucas opções. Se a institucionalização não fosse possível, o IRT por vezes dava alta a um doente para casa, embora preferisse a alta para um centro de saúde para apoio adicional, mesmo que apenas para actividades da vida diária e não para reabilitação interna.

O critério "sem dependência" foi um caso interessante. Durante as sessões semanais de IRT, a equipa raramente considerava se o sobrevivente de AVC tinha problemas de dependência, uma vez que isso não era relevante para o diagnóstico de AVC ou para a decisão de alta. Quando o fisiologista mencionou este critério num caso, a conversa parou abruptamente e a sala ficou em silêncio. Uma vez compreendida esta condição para a admissão na unidade externa, a equipa teve de rever os critérios pelos quais considerava os seus doentes.

"Os recursos externos nem sempre estão disponíveis para as pessoas com problemas de droga e álcool que tiveram um AVC, mesmo que tenham tido um AVC como qualquer outra pessoa. Temos de os ajudar sem os julgar, mas as instalações têm regras diferentes. É incrivelmente frustrante." (Entrevista #3)

Nos casos em que as questões de dependência tiveram impacto na aceitação de um sobrevivente de AVC por parte de uma instituição, o assistente social teve de organizar reuniões familiares para discutir o impacto da dependência anterior. Estas reuniões familiares eram sempre discutidas nas sessões de IRT, como se a família fosse apoiar o sobrevivente de AVC. Os membros da equipa expressaram a sua esperança de que a família fosse capaz de apoiar a pessoa em casa, mas verificou-se que muitos sobreviventes de AVC com problemas de dependência raramente tinham uma família disposta a acolhê-los em casa. Isto já era um problema antes do AVC, e a equipa de intervenção foi muitas vezes forçada a lidar com os conflitos familiares existentes para esclarecer se a família estaria disposta a apoiar a pessoa após o AVC.

A IRT teve sempre de verificar se as instalações de reabilitação e de apoio ambulatório estavam disponíveis nas zonas rurais. Mesmo serviços aparentemente banais, como os transportes, tinham de ser tidos em conta.

"Os doentes das zonas rurais representam um problema, a menos que a família ou os amigos estejam dispostos a levá-los às consultas, uma vez que a reabilitação nem sempre é facilmente acessível." (P)

"O único problema é que esta estrada fica entre C e B e C parece não ter enfermeiros de momento, enquanto B gostaria de o ver no consultório. Por isso, para o cateter e para o acompanhamento dos diabéticos, eles têm de vir ao consultório. (CAC.)

Então não há cuidados de enfermagem ao domicílio? (P)

Não. E não há ajuda lá fora porque fica a 900 quilómetros de distância". (CAC)

Tal como a Austrália, a Colúmbia Britânica tem áreas grandes e escassamente povoadas. Para conseguir uma abordagem deontológica à prestação de serviços de saúde, a maioria dos serviços de saúde está localizada centralmente nas principais áreas metropolitanas ou em comunidades regionais maiores. Nos locais onde os transportes públicos não eram adequados para pessoas com mobilidade reduzida, o IRT descobriu que a família ou os amigos eram essenciais para transportar os sobreviventes de AVC para as instalações de reabilitação em ambulatório. Sem este apoio de transporte, o IRT constatou que os sobreviventes de AVC recebiam pouco ou nenhum acompanhamento de reabilitação.

A tarefa, aparentemente simples, de fazer regressar os sobreviventes de AVC às suas casas de origem revelou-se extremamente complexa. A existência de procedimentos administrativos e burocráticos diferentes num único serviço de saúde, transportes locais inadequados e apoio familiar limitado complicaram as decisões de alta. A questão da confiança nas instalações extra-hospitalares que prestam apoio à reabilitação não se limitou às zonas rurais. A IRT tinha pouca confiança na capacidade dos parceiros urbanos para manterem os planos de reabilitação que tinham posto em prática para os sobreviventes de AVC.

4.5.3 Confiança nos parceiros da comunidade. Nas zonas mais urbanas, os terapeutas ocupacionais (OTs) e os fisioterapeutas (PTs) que exerciam a sua atividade fora do hospital estavam disponíveis para trabalhar com os sobreviventes de AVC, mediante encaminhamento do pessoal hospitalar. O investigador verificou que os terapeutas da comunidade foram muito raramente utilizados pela IRT durante o período do estudo. A equipa mostrou-se relutante em encaminhar os sobreviventes de AVC para terapeutas de ambulatório, que se pensava serem menos capazes de prestar o nível de cuidados fornecido no hospital. Os terapeutas da equipa eram ainda mais cautelosos quando não conseguiam determinar o momento da alta, pois tinham ainda menos confiança no que podiam esperar dos seus colegas na comunidade.

"Penso que, no início, a única preocupação com a mobilidade era o facto de chocar com as coisas, mas isso melhorou, não foi? (P)

Sim, exatamente. Portanto, uma das tarefas que fazemos é atirar o saco de feijões para trás e para a frente, com mãos diferentes, em áreas diferentes, e sabe, não houve muito descuido. Ela foi capaz de nos seguir quando estávamos a andar e não a vi tropeçar em nada em nenhum dos lados. Ela é muito boa. Ela é apenas... sabe, ela não parecia muito estável nos seus pés. O equilíbrio dinâmico estava um pouco fora do normal quando fiz alguns testes, mas, mais uma vez, são coisas que podem ser acompanhadas em ambulatório, penso eu." (OT)

Numa entrevista, o Coordenador do Acesso à Comunidade deu uma explicação para esta relutância. No passado, os terapeutas hospitalares tinham desenvolvido programas para sobreviventes de AVC que regressavam ao seu ambiente doméstico original e o programa tinha sido alterado em relação ao plano original ou descontinuado. Os terapeutas hospitalares não investigaram a razão pela qual isto aconteceu, embora os membros da equipa suspeitassem que os doentes por vezes não participavam na reabilitação e que os programas concebidos no hospital por vezes não eram possíveis em ambientes mais pequenos.

"Se os terapeutas não tiverem experiência em reabilitação comunitária e hospitalar, não têm confiança nos seus parceiros comunitários. Sinto que este é um problema comum, porque já o vi em várias instalações de reabilitação onde trabalhei." (Entrevista #2)

Embora alguns membros da IRT não parecessem valorizar os serviços dos parceiros comunitários (com base na sua experiência anterior), outros estavam mais optimistas

planos de reabilitação adequados podem ser fornecidos aos doentes em diferentes contextos comunitários.

> *"Temos de estar mais familiarizados com o que existe e respeitar o facto de eles poderem assumir o controlo. (Entrevista #7)*
>
> *"O principal objetivo da equipa é levar a pessoa para casa em segurança. Isso não significa que todas as necessidades de reabilitação sejam satisfeitas. Não estamos aqui para satisfazer todas as necessidades de reabilitação do doente." (Entrevista #3)*
>
> *"Portanto, se há necessidades que podem ser satisfeitas em segurança no domicílio, então as necessidades podem ser satisfeitas fora de um programa hospitalar pós-agudo, então devem ir para casa." (Entrevista #4)*

A relutância em recorrer a terapeutas externos levou a atrasos na alta para casa ou para outra unidade de saúde com serviços de reabilitação, agravando ainda mais os problemas de falta de camas na unidade de AVC e no hospital. Por vezes, o coordenador dos cuidados ao doente e o fisiologista anularam a preferência dos terapeutas em manter um sobrevivente de AVC que era claramente capaz de funcionar na comunidade com a assistência de terapia em ambulatório, mas isto só acontecia se o sobrevivente fosse considerado cognitivamente competente, tal como determinado por medidas como a Avaliação Cognitiva de Montreal (MCA).

> *"Porque é que não planeamos ter alta da reabilitação na quinta-feira? (P)*
>
> *Gostaria de ter mais juízos cognitivos? (OT)*
>
> *Tem uma [MCA] concluída? (P)*
>
> *Eu tenho um MC. (OT)*
>
> *É o suficiente. (P)*
>
> *E como é que isso funciona? (OT)*
>
> *O MCA é suficiente". (P)*

4.6 Resumo dos resultados em relação ao contexto

Em todos os casos que o investigador observou, o PCC e o fisiologista concordaram com as decisões para o sobrevivente de AVC, mesmo quando estas entravam em conflito com os terapeutas. Um entrevistado sugeriu que o PCC e o fisiologista podem ter tido uma visão mais ampla do papel da TRI do que os terapeutas, que procuraram objectivos específicos para cada sobrevivente de AVC.

> *"Por isso, se atrasarmos a alta de um doente, criamos um estrangulamento que faz com que alguns doentes abandonem o sistema e não consigam passar pela reabilitação." (Entrevista #2)*

Quando os terapeutas eram ultrapassados na votação, os membros da equipa, especialmente aqueles cujas opiniões tinham sido contestadas, mexiam-se nos seus lugares, o que parecia ser um sinal físico de desconforto. A interpretação do investigador sobre o desconforto foi confirmada nas entrevistas:

> *"Penso que estão a tentar encarar a questão como uma abordagem de equipa. Penso que as decisões que tomamos não devem basear-se na opinião de uma pessoa, mas na opinião de toda a equipa. É por isso que, muitas vezes, falo de algo*

que pode mudar a opinião dos outros, para que - penso que tentam considerar todos os aspectos e tomar uma decisão final. Mas somos apenas humanos e, por vezes, isso é difícil de conseguir". (Entrevista #8)

Era raro os terapeutas questionarem o fisiologista ou o PCC depois de terem tomado a decisão de dar alta. Quando eram contrariados, os terapeutas resolviam a sua dissonância fisicamente aparente reformulando os seus planos de alta para garantir que o sobrevivente de AVC pudesse aceder aos serviços de reabilitação da comunidade, independentemente das reservas anteriores. Os terapeutas da equipa expressaram que estavam empenhados em rever a sua recomendação original e que compreendiam que o plano para cada sobrevivente de AVC envolvia doentes diferentes. Os membros da IRT estavam dispostos a permitir que outros membros da equipa que tinham "conhecimentos especializados interviessem e liderassem a equipa quando fosse do interesse do doente" (Behm & Gray, 2012, p. 59), mas ao mesmo tempo não se sentiam silenciados pela autoridade dos outros. De facto, observou-se que o fisiologista e o PCC tinham uma maior influência na decisão final de alta. Como disse um entrevistado:

"O médico é um pouco mais valorizado do que os outros, mas todas as opiniões são ouvidas." (Entrevista #4)

Não é claro, a partir dos dados recolhidos através da observação ou da entrevista, se esta influência se deve ao facto de o fisiologista ser o único profissional de saúde ou de o PCC ser responsável pela gestão das camas, ou se existem outros factores que contribuem para este nível de influência.

As exigências colocadas à autoridade de saúde local por um número crescente de doentes com AVC resultaram no facto de as necessidades de reabilitação dos doentes ultrapassarem a oferta local de cuidados. Independentemente do esforço e da qualidade do trabalho dos membros da EIR, ficou claro que os constrangimentos do ambiente afectaram grandemente as suas decisões. Os dados deste estudo sugerem que a tomada de decisões da IRT é orientada por três factores-chave: procura de camas na unidade de AVC, disponibilidade de camas em instalações extra-hospitalares e questões de confiança relacionadas com a utilização de terapeutas fora do hospital.

Os doentes sobreviventes de AVC que necessitem de tratamento agudo e de reabilitação têm prioridade na ocupação de camas na enfermaria de AVC. O tempo de permanência dos doentes com AVC na enfermaria deve depender apenas das suas necessidades de reabilitação. Os problemas associados à transferência dos doentes da unidade de AVC enquanto aguardam a sua colocação na comunidade, com o apoio de um terapeuta comunitário, ou numa unidade externa de cuidados continuados dependeram da capacidade dos membros da IRT para trabalharem com várias versões da papelada, critérios de admissão pouco claros e os seus próprios preconceitos sobre a capacidade dos terapeutas externos para fornecerem apoio de reabilitação adequado e apropriado. É claro que o objetivo global é fazer com que os doentes com AVC regressem em segurança às suas casas e comunidades, e não a instalações de cuidados prolongados. A alta para casa não só alivia o fardo financeiro da ocupação constante de camas de cuidados continuados, como também promove a recuperação, uma vez que os sobreviventes de AVC querem normalmente regressar a casa para continuarem a reabilitação e terem uma melhor qualidade de vida (McClain, 2005). Alguns sobreviventes de AVC podem regressar a casa e necessitam de pouca ou nenhuma reabilitação formal adicional (Gagnon, Nadeau, & Tam, 2005).

A utilização do poder de decisão de uma IRT permite a mobilização e o tratamento precoces de todos os sobreviventes de AVC, uma vez que a reabilitação precoce, a transferência para um centro de reabilitação ou o regresso a casa têm um impacto positivo no sobrevivente de AVC e reduzem os custos associados aos cuidados. No entanto, como este estudo também demonstra, a IRT neste hospital está atualmente limitada pelo seu ambiente, o que tem um impacto significativo tanto nos cuidados ao doente como na tomada de decisões da equipa.

Capítulo 5

A equipa

A união faz a força... quando existe trabalho de equipa e cooperação, podem ser alcançadas coisas maravilhosas.

Mattie Stepanek

5.1 Introdução

Enquanto o capítulo anterior introduziu o conceito de como o ambiente físico afecta a capacidade de um grupo de médicos para determinar o local de alta mais adequado para um doente com AVC, este capítulo explora a forma como a composição da IRT, os seus padrões de interação e o modelo de decisão que utiliza afectam esta decisão.

Foi demonstrado que o tratamento de doentes com AVC numa unidade dedicada pode reduzir a incapacidade e a mortalidade em até 30% para todos os doentes com AVC, independentemente da idade, sexo ou gravidade do AVC (Canadian Stroke Strategy, 2006). O tratamento do AVC no hospital onde este estudo foi realizado foi reorganizado em 2010 para criar uma nova unidade integrada de AVC com quatro camas para acomodar doentes nas fases aguda, de reabilitação e complexa do continuum do AVC. As mudanças no espaço físico foram acompanhadas por alterações na gestão clínica dos doentes com AVC, passando de um processo tradicional de tomada de decisões liderado por um médico para uma abordagem inovadora e consultiva. O objetivo era prestar os melhores cuidados possíveis aos doentes com AVC agudo em todas as fases de recuperação. Uma equipa interdisciplinar de reabilitação (IRT) era parte integrante deste novo modelo de gestão clínica.

Embora uma EIR numa enfermaria de reabilitação de AVC fosse uma novidade neste local em 2010, estas equipas multidisciplinares são amplamente reconhecidas e aceites nos cuidados de saúde há muitos anos, particularmente no campo da reabilitação (Behm & Gray, 2012). A missão de uma EIR é, normalmente, prestar "cuidados bem coordenados", combinando os talentos e os conhecimentos dos membros individuais da equipa de diferentes disciplinas (Bokhour, 2006, p. 352). Este capítulo utiliza dados para descrever a forma como os membros da IRT deste estudo interagiram entre si para tomar uma decisão sobre a alta dos sobreviventes de AVC. O modelo de decisão utilizado pela EIR é também identificado.

5.2 Reuniões de equipa semanais

O primeiro tema que emergiu dos dados relacionava-se com as próprias reuniões da equipa de IRT. As reuniões tiveram lugar numa sala muito pequena e sem janelas na enfermaria de AVC, que os investigadores consideraram apertada, pouco convidativa e abafada. Não era um local onde as pessoas quisessem passar muito tempo e não era particularmente acolhedor para os visitantes, como os familiares que assistiam às reuniões da equipa. Este quarto foi escolhido porque se encontrava na enfermaria e albergava outros doentes que necessitavam de reabilitação como parte da sua recuperação. Era também o único quarto disponível nas proximidades. A sala tinha uma mesa numa das extremidades, catorze cadeiras e um computador na outra extremidade. Inicialmente, o investigador escolheu aleatoriamente um lugar na mesa de reuniões antes da chegada dos membros da equipa. No entanto, quando se tornou evidente que cada membro da equipa se sentava no mesmo lugar todas as semanas, o investigador sentou-se também no mesmo lugar para não perturbar a rotina da equipa.

A literatura sugere que os membros da equipa funcionam melhor num ambiente que os incentiva a contribuir com os seus conhecimentos, a discutir questões e a negociar soluções para os problemas (Henneman, et al., 1995). Cada sessão começou com conversas sobre tópicos fora do ambiente hospitalar, como ciclismo, snowboarding e outras actividades recreativas. Estas conversas eram descontraídas e mostravam uma comunhão de interesses fora do contexto da sessão. A literatura sugere que esta comunhão de interesses externos, por sua vez, dá aos membros da equipa um sentimento de pertença à equipa, o que pode incentivar a colaboração com outros membros da equipa (Nancarrow, et al., 2013).

As reuniões da equipa eram realizadas semanalmente para apresentar os novos sobreviventes de AVC e para discutir os actuais doentes da unidade de AVC que estavam prestes a ter alta. De acordo com Hakkennes, Brock e Hill (2011, p. 2057), as reuniões que começam com a apresentação de dados identificados como "importantes" para um resultado bem-sucedido do sobrevivente de AVC devem conduzir a uma discussão frutuosa e a uma boa tomada de decisões. Da mesma forma, Strasser (2008) afirma que um resultado bem-sucedido e satisfatório para o sobrevivente de AVC requer a consideração de todas as variáveis necessárias.

Neste IRT, os fisioterapeutas e terapeutas ocupacionais iniciaram as discussões sobre cada sobrevivente de AVC designado. Os membros da equipa encorajaram-se mutuamente a apresentar novas informações, fazendo perguntas e procurando esclarecimentos de acordo com a perspetiva de uma determinada especialidade clínica. Uma vez que a equipa precisava de considerar muitas dimensões da situação de um doente antes de tomar uma decisão, as discussões sobre os novos sobreviventes de AVC começavam frequentemente com uma revisão da sua independência funcional antes do AVC, considerando caraterísticas como as capacidades cognitivas e físicas. Em cada reunião, os membros da equipa sintetizavam as suas descobertas para desenvolver uma compreensão cada vez mais pormenorizada e matizada do sobrevivente antes e depois do AVC. Por exemplo, a assistente social trouxe informações das entrevistas com a família, enquanto a enfermeira apresentou as observações do sobrevivente de AVC durante a hospitalização, tais como a mobilidade do doente, as capacidades cognitivas, a continência, o apoio familiar ou o local de residência. Em conjunto, estas informações ajudaram a equipa a escolher um local de alta adaptado à situação única de cada sobrevivente de AVC.

A recolha desta informação demorou muito tempo e os membros da equipa referiram frequentemente o tempo que demorou a selecionar um local de alta para cada sobrevivente de AVC. As reuniões semanais da equipa demoravam normalmente entre duas horas e duas horas e meia para discutir cada sobrevivente de AVC, independentemente da duração da hospitalização. O investigador descobriu que um sobrevivente de AVC que tivesse estado hospitalizado durante mais de três meses era tratado com o mesmo nível de cuidados que os outros, embora o tempo despendido fosse muito inferior ao de um sobrevivente que tivesse começado a reabilitação recentemente. Os membros da equipa precisavam de um pouco mais de tempo para se familiarizarem com os novos sobreviventes de AVC e com a sua dinâmica familiar.

De acordo com Heritage e Maynard (2006), a tomada de decisões é caracterizada pelas estratégias individuais de todos os membros da equipa envolvidos. Uma boa compreensão de todos os factores contribuintes é essencial para determinar um resultado de reabilitação bem sucedido. Os membros da IRT insistiram para que fosse dado tempo suficiente para discutir todos os doentes e todos os factores de decisão importantes para cada doente ao determinar um plano de destino de alta para o sobrevivente de AVC, e a reunião da equipa com uma discussão aprofundada permitiu que todos os membros da equipa contribuíssem e colaborassem.

"As sessões podem ser cansativas, mas a longo prazo ajudam a clarificar o planeamento da alta." (Entrevista n.º 5)

"Acho que se não nos reuníssemos uma vez por semana para falar do doente, não seria racionalizado de forma alguma." (Entrevista n.º 5)

Embora a administração do hospital tenha questionado a duração das sessões, a IRT considerou que todos os aspectos da situação do sobrevivente de AVC eram valiosos para a tomada de decisões; por isso, a equipa sentiu que não havia forma de encurtar as sessões.

"Sabemos que algumas pessoas pensam que as nossas reuniões semanais de equipa são demasiado longas, mas desta forma nenhum doente fica esquecido porque há muitas pessoas com diferentes conhecimentos a falar sobre o assunto." (Entrevista n.º 8)

Por vezes, as sessões eram mais curtas do que o previsto, o que levava os membros da equipa a questionar e a justificar a razão desta anomalia.

"Hoje acabámos meia hora mais cedo, pergunto-me porquê, temos o mesmo número de pessoas na nossa lista de reabilitação.... Acho que desta vez talvez não estejam tão doentes." (CAC)

"...oh, os sobreviventes de AVC estão melhor, é por isso." (PCC)

Durante a recolha de dados, uma equipa de consultores de boas práticas visitou a IRT para procurar formas de acelerar as reuniões ou sugerir opções de alívio que pensavam que os membros da IRT poderiam ter negligenciado. Rapidamente se tornou evidente que a equipa já tinha conhecimento das sugestões dos observadores. Os observadores externos não regressaram após a sua única reunião.

A IRT considerou que todas as discussões sobre os sobreviventes de AVC eram necessárias para se familiarizarem completamente com cada doente e com os cuidados ou reabilitação prestados por cada membro da equipa. Não reduziram o tempo de toda a sessão, mas foram orientadas em função das necessidades de cada sobrevivente. Os membros da equipa indicaram que tiveram a oportunidade de se envolver no processo de tomada de decisão e de expressar opiniões que consideraram úteis para determinar o local de alta adequado para cada sobrevivente de AVC, dedicando o tempo necessário.

5.3 Funções dos membros da equipa

Os dados também mostraram a importância dos papéis dos membros na EIR. Cada membro da equipa tinha claramente tarefas e deveres diferentes, bem como informações específicas e diferentes a fornecer nas reuniões da equipa. A equipa era constituída por um coordenador de cuidados ao doente, um fisiologista, seis terapeutas, um assistente social e um coordenador de acesso à comunidade. (Os enfermeiros também participavam nas reuniões, mas não regularmente, pelo que o seu contributo para a equipa é discutido separadamente).

O Coordenador de Cuidados ao Doente (PCC), um enfermeiro sénior responsável pela coordenação geral dos cuidados ao doente na unidade de AVC, desempenhou um papel central. As suas responsabilidades incluíam assegurar níveis adequados de pessoal e proporcionar ao pessoal de enfermagem a oportunidade de desenvolver novas competências ou obter a acreditação de competências avançadas. A PCC supervisionou os cuidados prestados aos doentes admitidos na unidade de AVC e aos que aguardavam admissão enquanto estavam acomodados noutras áreas do hospital. O PCC forneceu os processos dos doentes para revisão em cada sessão e providenciou a presença de um prestador de cuidados de cada uma das quatro equipas de enfermagem da unidade de AVC, quando a carga de trabalho da unidade o permitia. O PCC também recolhia informações sobre os doentes e apresentava uma avaliação global da evolução dos doentes, informando a equipa sobre a falta de camas e possíveis trocas de doentes entre hospitais. Embora cada membro da equipa tivesse um papel específico, o PCC parecia compreender muitas das preocupações dos outros e, assim, unia a equipa. Um informador comentou,

"O PCC é a cola que mantém a equipa unida" (entrevista n.º 3).

O fisiologista, um especialista em reabilitação (médico), prestou aconselhamento médico à equipa durante as sessões e, de um modo geral, ao longo da semana de trabalho. Os fisiologistas têm uma formação especializada em medicina física e reabilitação; são especialistas em nervos, músculos e ossos e tratam lesões ou doenças que afectam o movimento humano. Em particular, os fisiologistas diagnosticam e tratam a dor e restauram a função perdida devido a lesão, doença ou incapacidade, geralmente através de tratamentos não cirúrgicos (Williams, 2013).

O fisiologista assumiu um papel secundário no estudo, o de líder, ajudando a equipa a reorientar as discussões quando necessário, lembrando a todos que devem considerar se um sobrevivente de AVC deve receber reabilitação no hospital. A investigadora escreveu nas suas notas de campo: "O médico é sempre capaz de enquadrar a perspetiva". Neste estudo, não ficou claro se este papel de liderança provinha da personalidade do fisiatra ou da sua responsabilidade em assegurar que os sobreviventes de AVC recebiam os cuidados médicos adequados às suas necessidades individuais.

O grupo mais numeroso no IRT e nas reuniões eram os seis terapeutas - três terapeutas ocupacionais e três fisioterapeutas - que trabalhavam para restaurar o bem-estar físico e funcional de cada sobrevivente de AVC. A terapia ocupacional tem como objetivo promover a saúde e o bem-estar, permitindo que as pessoas participem nas ocupações ou actividades da vida diária (Eustice, 2014). Os terapeutas ocupacionais ajudam os sobreviventes de AVC a realizar as actividades desejadas (ou necessárias) ou a modificar a atividade ou o ambiente para facilitar a sua realização. Os fisioterapeutas, por outro lado, preocupam-se principalmente em remediar as deficiências e incapacidades do paciente e em promover a mobilidade, a capacidade funcional, a qualidade de vida e o potencial de movimento. Os fisioterapeutas examinam os sobreviventes de AVC, avaliam o seu estado, diagnosticam as deficiências e prescrevem e efectuam intervenções físicas.

O papel do assistente social (TS) na equipa era avaliar a complexidade das interações entre o sobrevivente de AVC e o seu ambiente e determinar até que ponto o sobrevivente é e será influenciado pelos muitos factores biológicos, psicológicos e sociais envolvidos na reabilitação do AVC. O assistente social organizou reuniões familiares e tratou da documentação de encaminhamento necessária para a admissão no local de alta. Os assistentes sociais utilizam teorias do desenvolvimento humano, teoria social e sistemas sociais no contexto da reabilitação do AVC para analisar situações sociais complexas e facilitar mudanças que sejam aceitáveis para os sobreviventes de AVC (se tiverem capacidades cognitivas suficientes para as compreender) e para as suas famílias e entes queridos.

Um coordenador de acesso à comunidade (CAC) assegurava que os doentes que chegavam recebiam uma cama na unidade de AVC do hospital para acederem à IRT e a outras terapias avançadas disponíveis nesse hospital. Estas camas nem sempre se encontravam na unidade de AVC, pelo que o CAC e o PCC trabalhavam em estreita colaboração para transferir os doentes mais necessitados para a unidade de AVC e para transferir os sobreviventes de AVC que aguardavam alta para camas noutros locais do hospital. Outra tarefa do CAC era garantir que os doentes que recebiam alta da unidade de AVC recebiam um plano de reabilitação adequado. O CAC era responsável por fornecer à equipa informações sobre instalações externas e respectivos critérios de admissão.

"Não sei quais são os pormenores exactos da admissão na [instituição x] - mas posso informar-me." (CAC)

A falha de um único membro da equipa em fornecer as informações relevantes levou a atrasos na transferência de doentes para as instalações e contribuiu para a escassez de camas. O único patologista da fala do hospital (SLP) também fazia parte da IRT, mas como esta pessoa era responsável pelos doentes de todo o hospital (e não apenas pelos sobreviventes de AVC), só participava nas reuniões ocasionalmente ou quando era especificamente solicitada para discutir o caso de um sobrevivente de AVC em particular. Ninguém esperava que a SLP participasse em todas as reuniões semanais, embora estivesse disponível para consulta.

5.4 Enfermeiros nas conferências

Os enfermeiros participavam nas reuniões para discutir os doentes de que estavam a cuidar e para responder às perguntas dos outros membros da IRT. A IRT dependia muito da informação fornecida pelos enfermeiros, uma vez que estes eram os únicos profissionais de saúde que estavam continuamente na unidade de AVC durante um turno de oito a dez horas. Como resultado, tinham uma relação próxima com os doentes e uma boa perceção das necessidades dos doentes (Burzotta & Noble, 2011; Meirs & Pollard, 2009). As perguntas sobre um sobrevivente de AVC eram normalmente dirigidas ao enfermeiro que estava a trabalhar com o sobrevivente de AVC. A equipa podia perguntar se o sobrevivente de AVC tinha a função intestinal e a bexiga controladas, se estava a atingir os objectivos de reabilitação definidos para ele, se se conseguia vestir e alimentar sozinho (e quão bem) ou se precisava de ajuda para andar. As respostas a estas perguntas ajudaram a informar a decisão sobre o local de alta, uma vez que ajudaram a medir o progresso na implementação do plano de reabilitação individualizado do doente com AVC. No entanto, apesar dos seus conhecimentos importantes, os enfermeiros nem sempre foram capazes de desempenhar este papel nas sessões de IRT.

Um dos obstáculos à plena participação dos enfermeiros foi visto pelos membros da IRT no horário das reuniões, que eram marcadas todas as terças-feiras às 13:00 horas. Muitas vezes, estas horas não se coadunavam com os horários preenchidos e as pesadas cargas de trabalho dos enfermeiros habituais, que estavam familiarizados com os doentes individuais, mas não podiam deixá-los para assistir a longas sessões. O coordenador dos cuidados aos doentes, que, enquanto membro da equipa, tinha uma visão global das funções do hospital, considerou que era um desafio conseguir que os enfermeiros participassem nas sessões semanais:

"Estou a ter muita dificuldade em falar com as enfermeiras porque a sua carga de trabalho é tão pesada que não conseguem fazer as pausas a tempo. E porque as pessoas estão a ficar doentes, é por isso que temos ... Não é que tenham mais dificuldade em ir às reuniões. Porque são lembrados todos os dias, mas os doentes têm prioridade. (PCC)

O que é que acha? (P)

Bem, isso é difícil. Quer dizer, são 13h30 e eles estão a fazer a primeira pausa para almoço". (PCC)

Quando os enfermeiros participavam nas sessões, ocasionalmente pareciam estar mal preparados. Isto acontecia porque, por vezes, a única enfermeira que podia assistir a uma sessão sabia pouco sobre um determinado doente de interesse para a equipa, possivelmente porque tinha acabado de regressar dos seus dias de folga ou porque era um membro do pessoal temporário (que eram muitos) que nem sempre conhecia os doentes com AVC em pormenor; os membros da equipa discutiam por vezes que o pessoal temporário mais recente parecia não compreender muito bem a reabilitação. Os enfermeiros podiam ser contratados para a enfermaria de quatro formas: permanentes a tempo inteiro, permanentes a tempo parcial, com contratos de curta duração ou de longa duração, ou através da reserva de pessoal temporário que não estava empregado numa determinada enfermaria, mas que era enviado para a enfermaria onde havia falta de enfermeiros num determinado turno. Na maioria dos casos, os agentes temporários eram enfermeiros de carácter geral, sem formação ou conhecimentos especializados. Embora o pessoal temporário preenchesse uma lacuna física no número de enfermeiros, não se podia esperar que possuísse as competências ou conhecimentos necessários para prestar o melhor nível de cuidados numa enfermaria de reabilitação de AVC.

Quando os enfermeiros estavam presentes nas reuniões de equipa, normalmente porque estavam a lidar com sobreviventes de AVC que conheciam, respondiam normalmente às perguntas com facilidade, mas por vezes hesitavam. Nestes casos, os olhos dos membros da equipa vagueavam pela sala. Num caso, os membros da equipa ficaram frustrados com a enfermeira porque ela tinha começado a trabalhar com o doente e não conseguia responder às perguntas.

Os membros da IRT tinham duas estratégias para obter informações adicionais dos enfermeiros. Podia pedir-se ao enfermeiro que participava na sessão que recolhesse informações em falta ou adicionais e as comunicasse à equipa, ou os membros da equipa limitavam-se a comunicar o que tinham ouvido dos enfermeiros sobre os doentes enquanto trabalhavam na enfermaria. Embora estes relatórios em segunda mão fossem menos pormenorizados do que o que um enfermeiro que cuidasse diretamente dos doentes poderia relatar, foram considerados pelos membros da IRT como melhores do que a falta de informação.

5.5 Cooperação

Um bom trabalho de equipa depende da discussão colaborativa entre pessoas com boas capacidades de comunicação, que confiam no seu próprio julgamento, mas que também se sentem à vontade com outros profissionais (Behm & Gray, 2012). A interação entre os membros da IRT foi visivelmente respeitosa. Por exemplo, quando um membro da equipa falava, cada pessoa demonstrava uma escuta ativa e respeitosa, virando-se para o orador, não se envolvendo em conversas paralelas, pondo de lado o computador portátil ou o tablet, tomando notas e pedindo esclarecimentos depois de o orador ter terminado. Os ouvintes também acenaram com a cabeça, sorriram e deram outros sinais não verbais de envolvimento respeitoso. Este comportamento respeitoso pode ter sido deliberado com o objetivo de obter bons resultados para os doentes:

> *"Trabalhamos em conjunto para obter o melhor resultado possível para a pessoa, por isso somos uma equipa, temos a opinião de todos e podemos cobrir mais do que o doente precisa." (Entrevista n.º 8)*

Os membros da equipa expressaram particularmente o seu respeito e confiança nas opiniões e conhecimentos uns dos outros, pedindo conselhos sobre uma situação difícil com um doente ou relatórios de colegas sobre interações com doentes difíceis. Nenhum deles pareceu hesitar em admitir que tinha sido desafiado por um doente individual. De acordo com Frank (2007), os membros de uma equipa interdisciplinar têm de ser capazes de articular os papéis uns dos outros com uma compreensão clara da "força da diversidade" (p. 6). Mais uma vez, este respeito e confiança foram deliberadamente cultivados e constituíram mesmo uma fonte de orgulho entre os membros da EIR:

> *"Digo aos meus colegas de diferentes departamentos como trabalhamos em conjunto no planeamento da alta, confiamos nos conhecimentos uns dos outros." (SW)*

Observou-se que, através de uma abordagem respeitosa da partilha de informações e da tomada de decisões, os membros da equipa puderam utilizar as informações para orientar as suas futuras interações com o doente, a família e outras pessoas significativas, bem como as suas decisões de alta. A forma como a IRT utilizou esta informação para a tomada de decisões é outro tema identificado na investigação.

5.6 Processos de tomada de decisão na equipa

Embora a utilização de uma equipa interdisciplinar para facilitar a tomada de decisões relativamente ao local de alta fosse relativamente nova na unidade de AVC onde este estudo foi realizado, cada membro da equipa do estudo tinha trabalhado anteriormente num centro de reabilitação e tinha vários graus de familiaridade com a tomada de decisões colectivas ou em equipa. Os membros da equipa indicaram que esta experiência partilhada foi útil na formação da IRT, uma vez que todos tinham ideias semelhantes sobre o objetivo da equipa. Um informador observou que o hospital poupou tempo e dinheiro ao reunir um grupo de pessoas tão orientado para a equipa, porque havia poucos requisitos de desenvolvimento profissional antes de a EIR poder começar o seu trabalho.

5.6.1 Avaliação de base da função. O processo de decisão do IRT pareceu um pouco estereotipado ao investigador. Cada sobrevivente de AVC era avaliado por um terapeuta no momento da admissão e, em seguida, recebia um plano de cuidados que definia os objectivos da reabilitação. O caso de cada sobrevivente de AVC era apresentado à equipa e todos os membros apresentavam informações sobre o estado funcional e as capacidades do sobrevivente antes e depois do AVC. A informação sobre o estado funcional antes do AVC era normalmente obtida pelos enfermeiros ou pelo assistente social através de conversas com a família. Os doentes podiam contribuir para estas avaliações da função pré-mórbida, mas normalmente só depois de terem recuperado algum grau de funcionalidade após a fase aguda da doença. Depois de considerar o máximo de informação possível, a equipa determinou quais os objectivos mais importantes para cada sobrevivente de AVC. As avaliações da independência funcional efectuadas na admissão foram utilizadas como linha de base para comparação com os ganhos semanais medidos pela Medida de Independência Funcional (MIF). (Outras questões relacionadas com a MIF são discutidas no capítulo seis).

Na altura deste estudo, os dados sobre o progresso semanal de um doente provinham da avaliação do doente pelo PCC, das pontuações da MIF preenchidas pelos enfermeiros ou das notas de progresso diárias dos enfermeiros. Normalmente, estes dados eram transmitidos à IRT pelos fisioterapeutas e terapeutas ocupacionais. Se os terapeutas não estivessem presentes na enfermaria, as pontuações da MIF eram recolhidas pelos assistentes de enfermagem e centravam-se no facto de o sobrevivente poder realizar as actividades da vida diária sozinho ou com a ajuda da família, ou se era necessário abordar outros factores antes de o sobrevivente de AVC atingir os objectivos necessários para uma alta bem sucedida para casa.

5.6.2 Desenvolvimento de um plano de reabilitação individualizado. A IRT começou a criar um plano de cuidados para o sobrevivente de AVC imediatamente após a avaliação inicial de admissão, se o sobrevivente de AVC estivesse clinicamente estável.

Este plano de cuidados, que incluía objectivos de reabilitação, tornou-se o ponto de partida para as discussões em cada uma das reuniões semanais da IRT. Após a apresentação de um novo doente, os terapeutas discutiam frequentemente o sobrevivente de AVC antes do AVC, uma vez que esta informação poderia sugerir alterações ou adições aos objectivos originais. Nas reuniões semanais seguintes, o sobrevivente de AVC era avaliado para determinar se os objectivos tinham sido atingidos.

5.6.3 Reunião semanal de objectivos. Os objectivos discutidos pelos terapeutas em cada reunião estavam claramente relacionados com o funcionamento físico de um sobrevivente de AVC. Todos os membros da IRT reconhecem a importância da capacidade física na decisão do destino da alta.

> *"Sim, ela ainda precisa da arrastadeira à noite para ir à casa de banho, isso é um problema. (Enfermeira)*
>
> *Eu sei. (OT)*
>
> *Sim, sim. Ela anda durante o dia, mas só à noite. Mesmo cedo, de manhã cedo, ela luta consigo. (enfermeira)*
>
> *Sim, quando quero trabalhar com ela, é difícil pô-la de pé". (OT)*

Todos os membros da equipa favoreceram a alta para casa e sugeriram estratégias de reabilitação que tivessem isso em conta. Naturalmente, a IRT também estava vinculada à política hospitalar que favorecia a alta para casa em vez do internamento numa unidade de cuidados continuados, embora esta política fosse fortemente influenciada pelo custo de manter os sobreviventes de AVC no hospital enquanto aguardavam a transferência e de ocupar camas para outros doentes agudos.

Quando a colocação num lar de idosos se tornou a única opção, o investigador observou como a equipa se debateu com este resultado. Esta decisão não foi simplesmente aceite. Observou-se que os terapeutas pediram aos colegas uma segunda opinião para justificar porque é que um sobrevivente de AVC não devia ir para um centro de cuidados continuados.

> *"Gostaria de o fazer esta semana e de consultar alguns dos meus colegas para que eles também dêem uma vista de olhos. Portanto, basicamente, o que eu ia dizer quando saiu é que continuo a ver algumas melhorias sólidas, pequenas e graduais, mas não sei se isso é suficiente para a manter no programa de reabilitação e continuar. Por isso, estou à procura de uma segunda opinião sobre isso. Ela ainda não caiu completamente, mas..." (OT)*
>
> *"Porque sinto que precisas de mais algumas semanas de reabilitação? Mas se sentir, e penso que disse na última conferência familiar, duas a três semanas, e estou ciente do facto de que ainda temos os mesmos objectivos, por isso, se essa for a única coisa em que precisamos de trabalhar, então a UCC é definitivamente uma opção, mas temos de determinar todas as outras complexidades e ver se a UCC pode proporcionar isso. Caso contrário, talvez tenhamos de considerar a hipótese de cuidados prolongados." (PT)*

Quando a alta para um centro de cuidados prolongados parecia provável, os terapeutas trabalharam arduamente para ajudar os sobreviventes de AVC a recuperar o máximo de funções possível para maximizar o seu controlo sobre o ambiente. Todos se uniram para encontrar outras soluções para o doente com AVC que estava em risco de ser colocado num centro de cuidados continuados. Enquanto os terapeutas lutavam para evitar a colocação num centro de cuidados continuados, o fisiologista interveio para criar um consenso de que um centro de cuidados continuados era o melhor destino para a alta. Apesar de o fisioterapeuta responsável pelo doente do exemplo anterior ter ficado visivelmente desapontado e de os seus colegas terem tentado justificar porque é que o sobrevivente de AVC devia ficar mais tempo no hospital para atingir objectivos que ainda não tinham sido alcançados, a sessão continuou com discussões sobre outros sobreviventes de AVC e o terapeuta recuperou a compostura.

Observou-se que os membros da IRT trabalharam em conjunto para garantir o sucesso do planeamento da alta para cada sobrevivente de AVC. Por vezes, os objectivos não eram congruentes com os desejos do sobrevivente de AVC ou da família, o que resultava num processo de negociação para ajustar o plano de reabilitação. A equipa parecia ter sempre como principal prioridade os melhores interesses do sobrevivente de AVC. Isto será discutido com mais pormenor nas secções seguintes.

5.7 Modelo de tomada de decisão

De forma a tomar as melhores decisões de alta para os sobreviventes de AVC, os profissionais de diversas origens, incluindo médicos, enfermeiros e outros profissionais de saúde, devem "comunicar e colaborar eficazmente num ambiente em rápida mudança" (Maxson, Dozois, Holubar, & Wrobleski, 2011, p. 31). Cada membro de uma equipa interdisciplinar bem sucedida deve também apoiar-se mutuamente na tomada de decisões clínicas, reconhecer uma divisão clara do trabalho e empenhar-se no desenvolvimento profissional para melhorar o seu papel como membro da IRT (Grumbach & Bodenheimer, 2004; Headrick, Wilcox, & Betalden, 1998).

Uma equipa eficaz necessita de um líder competente que oriente tanto o processo como as pessoas, quer através de uma autoridade formal e nomeada, quer através de influência informal (Behm & Gray, 2012). Para que uma equipa funcione eficazmente, o líder deve também ter uma boa compreensão do contexto dos resultados pretendidos pela equipa (Salas, et al., 2010). No caso desta IRT, o fisiologista pareceu assumir o papel de líder, fornecendo sempre à equipa uma perspetiva sobre o tipo de decisões de disparo que deveriam ser tomadas. Em várias ocasiões, observou-se que o fisiologista dirigia a forma como a equipa de terapia intensiva planeava os resultados para um sobrevivente de AVC, afirmando enfaticamente as opções

"Enquanto for necessário que ele faça terapia diária, mantê-lo-emos aqui. E quando ele estiver minimamente preparado para a terapia em ambulatório, então organizaremos tudo para o levar para casa." (P)

Embora não tenha sido oficialmente nomeado para este papel de liderança, os membros da equipa pareciam acolher e até procurar esta hierarquia:

"... Há alguma esperança de que o doente tenha alta na próxima semana ou na semana seguinte?

(P)

N.º (PCC)

Acho que devemos esperar até que [a patologista da fala] nos dê uma imagem clara na próxima semana. (P)

Portanto, provavelmente no final da próxima semana ou na semana seguinte". *(PCC)*

O investigador apercebeu-se da influência do fisiatra, especialmente quando este tinha uma opinião minoritária sobre a escolha do local de alta. Quando o fisiatra discordava da decisão da equipa, expressava a sua opinião sobre a escolha do local de alta preferido, enquanto os membros da equipa ouviam atentamente. Por exemplo, se os membros da equipa, especialmente os terapeutas, apresentassem razões pelas quais queriam manter o sobrevivente de AVC no hospital, o fisiologista tentava esclarecer quais os objectivos que eram importantes para aquele sobrevivente de AVC em particular. Esta revisão dos objectivos do sobrevivente de AVC resultava normalmente na revisão da decisão original da equipa de ficar e na decisão de dar alta. Geralmente, o fisiologista concordava ou discordava da decisão da equipa. Neste último caso, era elaborado um plano de alta revisto.

A interação no seio da IRT foi muitas vezes caracterizada por uma tensão entre o foco da administração na disponibilidade de camas e o foco do resto da equipa em atingir o nível máximo de funcionamento do doente antes da alta. A maioria dos membros da IRT não queria dar alta aos sobreviventes de AVC até que estes tivessem atingido todos os objectivos definidos durante o internamento e não queria depender dos cuidados dos familiares e dos terapeutas em ambulatório para completar este processo. Em contrapartida, o fisiologista e o coordenador de cuidados ao doente reconheceram que manter os doentes na unidade de AVC durante mais tempo do que o absolutamente necessário comprometia o acesso a outros doentes agudos. Sutherland e Crump (2011) salientam que o aumento do custo dos cuidados de saúde levou os prestadores a darem alta aos doentes que já não necessitam de cuidados agudos de volta à sua comunidade, onde podem ser apoiados por serviços ambulatórios.

"Mas, mais uma vez, isso não é uma justificação para manter os doentes para manter as famílias felizes. Porque estamos a chegar a uma questão que não tem qualquer fundamento, e é por isso que estou preocupado com ela. (P)

"Bem, isso acontece com algumas das famílias dos doentes. (E ISSO ACONTECE COM ALGUMAS FAMÍLIAS DE DOENTES.)

"Sim, mas não podemos justificar a manutenção de uma pessoa só porque a família decide que não gosta dela. Essa não é uma razão suficientemente boa. Por isso, certificamo-nos de que ela está segura com a sua escada e depois planeamos um passe." (P)

Nas suas entrevistas individuais, tanto o fisiologista como o PCC expressaram a sua convicção de que os membros da equipa estavam a reter os sobreviventes de AVC mais tempo do que o necessário, em vez de deixarem os seus colegas na comunidade gerir a fase seguinte da reabilitação do sobrevivente. Esta abordagem significava que tinham de decidir quando é que um doente podia ser transferido sem estar totalmente recuperado, com base em provas e não numa ligação pessoal que sentiam que alguns dos terapeutas tinham desenvolvido.

"É sempre um desafio para uma equipa deste tipo. Provavelmente porque as equipas de internamento e especialmente os terapeutas não têm confiança nos serviços prestados pela equipa comunitária. Por isso, vêem que não estão a satisfazer as necessidades, e é assim que surge o problema. E, para algumas pessoas, é também uma questão individual. Alguns terapeutas querem aperfeiçoar os objectivos da reabilitação e, oh, alguém está a andar em segurança, então querem que ande ainda mais seguro. E isso vai muito para além do que é suposto fazermos, porque o nosso objetivo é garantir que a pessoa está segura e que tem um programa de reabilitação fora do hospital". (Entrevista #3)

Os membros da equipa apresentavam normalmente as suas opiniões com entusiasmo, mas quando o fisiologista anulava ou reorientava a sua decisão, o investigador notava um silêncio que se espalhava pela sala. O silêncio difere consoante o ambiente em que é vivido, e "o silêncio, tal como a linguagem falada, tem muitas funções" (Green, 2004, p.1). Ocasionalmente, este silêncio era acompanhado por inquietação e mudança de lugar, e o investigador reparou que os membros da equipa baixavam o olhar como se estivessem a olhar para as mãos. Estes comportamentos indicavam o desconforto do grupo em relação ao fisiologista. No entanto, depois de alguns momentos de constrangimento, a equipa pareceu recuperar o entusiasmo ao discutir o próximo sobrevivente de AVC. Como de costume, cada membro da equipa prestou toda a atenção ao orador e mostrou grande interesse nos objectivos do doente e em saber se estavam a ser cumpridos.

Uma maior aceitação do papel de liderança do fisiatra foi evidente na única ocasião em que o fisiatra esteve ausente. A equipa não tomou nenhuma decisão concreta sobre o destino da alta de um sobrevivente durante essa sessão, embora o investigador tenha notado que a equipa discutiu e dispunha de toda a informação relevante para tomar uma decisão de alta. Quando o fisiologista voltou à reunião na semana seguinte, as decisões foram tomadas.

"Todas as opiniões são ouvidas, mas o médico é um pouco mais valorizado do que os   outros". (Entrevista #8)

Muitas vezes, o Coordenador de Cuidados ao Doente e o Fisiologista trabalharam em estreita colaboração para tomar decisões na ausência de consenso da equipa, sabendo que nem todos os doentes podiam permanecer na unidade de AVC até que todos os objectivos de reabilitação fossem atingidos. Isto implica um modelo paternalista que os membros da IRT pareciam adotar por vezes. Em algumas reuniões semanais da equipa, o investigador notou que um doente com AVC tinha tido alta, mas os outros membros da EIR não fizeram qualquer comentário e não se mexeram desconfortavelmente nos seus lugares ou ficaram num silêncio constrangedor. Durante as entrevistas, o PCC e o fisiologista expressaram frequentemente que se sentiam um pouco afastados da situação, uma vez que não estavam a prestar cuidados diretos ao doente, como os terapeutas e os enfermeiros. Para o PCC e o fisioterapeuta, esta distância ajudou-os a avaliar o progresso do doente de forma menos emocional e mais precisa, permitindo que alguns sobreviventes de AVC tivessem alta mais cedo do que os terapeutas teriam gostado.

"E estará ela pronta para um passaporte depois desta visita? Acha que seria demasiado cedo? No fim de semana? (P)

Falam que alguém a vai levar para casa, ela vive sozinha... (ELA VIVE SOZINHA.)

Não, estou a pensar num passe de fim de semana e veremos como ela se sai. (P)

Acho que... Não sei, talvez não, porque se ela estiver sozinha, vai ter de ir à casa de banho. Ela ainda não está preparada". (PT)

5.8 Ambiente cultural

Os primeiros estudos sobre cuidados no AVC (Myco, 1984) forneceram uma visão limitada sobre a forma como os membros da IRT trabalham em conjunto, centrando-se antes no movimento dos sobreviventes de AVC através do sistema de saúde (Clarke, 2010). Os estudos também mostram que uma tomada de decisão bem sucedida sobre o local de alta só é possível quando os membros da equipa trabalham em conjunto de forma a considerar e valorizar a opinião de cada membro da equipa (Nancarrow, et al., 2013).

Cada equipa cria uma cultura que, por sua vez, é partilhada e aceite pelos participantes (Nguyen, et al., 2007). Neste caso, a cultura da IRT é criada, partilhada e aceite durante as discussões semanais sobre os sobreviventes de AVC e a concretização dos seus objectivos, o que influencia a decisão sobre o local de alta.

De um modo geral, a cultura da IRT foi sentida como coesa, com um grande espírito de colaboração que incluía o óbvio papel de liderança do fisiatra. Os membros da IRT começavam cada sessão semanal com energia e conversando uns com os outros, independentemente da sua função. No final de cada sessão, a equipa parecia igualmente alegre, embora por vezes se esforçasse por chegar a um consenso sobre as decisões a tomar para cada sobrevivente de AVC.

"Respeito mútuo e respeito pelos pacientes... queremos que eles tenham sucesso, que saiam daqui e continuem com as suas vidas. A acessibilidade constante é outra componente que promove a coesão da equipa." (Entrevista #5)

Os membros desta IRT em particular pareciam trabalhar bem em conjunto e respeitar as decisões uns dos outros. Quando um colega falava, os outros acenavam com a cabeça em sinal de concordância, ficavam em silêncio e faziam contacto visual ou concordavam verbalmente, como se confirmassem o que estava a ser dito. Também pareciam ansiar pelas reuniões semanais da equipa, pois muitas vezes entravam na sala com grande entusiasmo. Os membros da equipa contaram muitas vezes que se cruzavam na enfermaria e falavam sobre os doentes ou faziam perguntas sobre eles, partilhando assim informações, o que nem sempre é possível quando se trabalha diretamente com o doente. É significativo que, pelo menos à primeira vista, os membros da IRT não se tenham incomodado com o facto de saberem que tanto o PCC como o fisiologista podiam anular ou redirecionar a direção da sua tomada de decisão ou que o fisiologista tinha a última palavra em todas as discussões.

Durante as sessões, o investigador não se apercebeu de atitudes negativas no seio da IRT, exceto, como já foi referido, quando se discutia a falta de camas ou se revia uma decisão a pedido de outro. Durante as discussões entre terapeutas do sexo feminino e masculino, o investigador não observou quaisquer sinais de desigualdade de género. Uma fisioterapeuta, em particular, por vezes adormecia quando não estava a falar ativamente sobre os seus doentes, mas isso provavelmente dizia mais sobre o seu cansaço do que sobre a sua consideração pelos outros, porque quando era a sua vez de falar sobre sobreviventes de AVC, ela estava muito ansiosa e bem informada. Todos os terapeutas ocupacionais e fisioterapeutas deste estudo conheciam bem os actuais sobreviventes de AVC e ouviram atentamente as opiniões dos seus colegas. O investigador não se apercebeu imediatamente de que cada doente tinha sido atribuído a apenas um terapeuta ocupacional e a um fisioterapeuta, uma vez que não parecia importar qual o terapeuta que lia os objectivos do doente no início da entrevista.

"Também é bom ver como os TO/PT trabalham em conjunto quando se trata dos seus pacientes. É quase como se estivessem a terminar as frases um do outro."
(Entrevista #7)

Embora esta equipa tenha demonstrado um espírito de cooperação, nem todos participaram de igual modo. O assistente social, por exemplo, apesar da sua experiência, não parecia contribuir muito para as discussões ou estar particularmente empenhado. Quando contribuía, a sua voz parecia quase inaudível, apesar de ser responsável pela organização de reuniões familiares, por falar com os sobreviventes de AVC, por estabelecer contactos com agências externas e por compilar documentação para iniciar o processo de alta. Quando falava, raramente terminava as frases, dando a impressão de que se sentia desconfortável consigo próprio ou talvez desvalorizado pelos outros. Apesar destas tendências, encorajava frequentemente as conversas sobre a vida social do doente e parecia bastante consciente da possível dinâmica familiar. No entanto, o assistente social era novo nesta equipa e pode ter-se sentido menos confiante à medida que foi conhecendo os outros membros da equipa e o processo de negociação. De acordo com Brill (1976), estabelecer e manter relações com os outros membros da equipa é uma parte essencial do trabalho em equipa. Brill também salienta que um membro da equipa deve ter um nível de conhecimentos que lhe permita participar na atividade da equipa.

O assistente social complementou a conversa quando necessário, especialmente quando relatou as percepções dos membros da família ou o processo de admissão em diferentes instalações. Ao lidar com os doentes durante o seu turno, o assistente social descreveu aspectos pessoais do sobrevivente de AVC que não eram do conhecimento dos outros membros da equipa. Ofereceu-se para organizar reuniões familiares, se necessário, embora numa ocasião se tenha esquecido de o fazer, pelo que os membros da equipa se calaram, olharam uns para os outros, reviraram os olhos ou ficaram simplesmente sem expressão - não ficaram impressionados. O assistente social estava claramente muito frustrado com os critérios de admissão dos centros de acolhimento e com a quantidade de papelada necessária para admitir um sobrevivente de AVC. A sua frustração manifestou-se frequentemente durante as reuniões, especialmente quando os critérios de admissão pareciam ser tendenciosos em relação a alguns doentes. Afirmou várias vezes durante as reuniões que os sobreviventes de AVC provinham de todos os estratos sociais e deviam ser tratados de forma igual pelos centros de acolhimento, por vezes encolhendo os ombros para mostrar a sua exasperação e afirmando que tinha tentado falar com o centro de acolhimento.

"Os recursos externos nem sempre estão disponíveis para as pessoas que sofreram abuso de drogas e álcool, apesar de terem tido um AVC como toda a gente." *(Entrevista n.º 8)*

"Provavelmente, teremos de voltar a contactar [nome], porque se trata de um homem que é um candidato adequado para este programa de reabilitação, mas que tem um historial grave e significativo de abuso de substâncias. (SW)

Por conseguinte, penso que os seus requisitos de admissão o excluem do programa". (CAC)

Do mesmo modo, o coordenador do acesso à comunidade só falava quando se discutia a disponibilidade de camas noutras unidades ou quando se tomava uma decisão sobre o local de alta. Caso contrário, o investigador poderia facilmente ter-se esquecido de que ela estava na sala, pois raramente falava e ficava sentada em silêncio, mal se mexendo e não participando de todo na discussão com o resto da equipa, embora ocasionalmente acenasse com a cabeça para indicar que estava a ouvir ativamente. O CAC estava sempre ocupado com a papelada e sentava-se sempre no fundo da sala.

A cultura geral da equipa parecia ser coesa, com os membros da equipa a respeitarem-se mutuamente e a participarem nas discussões quando necessário. Aqueles que pareciam participar menos do que os outros faziam tanto parte da equipa de investigação como todos os outros, apenas eram menos articulados do que outros ou tinham restrições de tempo. A forma como os membros individuais da equipa contribuíram para a equipa, respeitando os outros e fornecendo informações úteis quando necessário, pareceu ser mais importante do que a extensão do seu envolvimento.

5.9 Resumo dos resultados em relação à equipa

As equipas integradas de reabilitação dispõem de uma gama de conhecimentos especializados de cada médico que, se bem coordenados, podem levar os cuidados de saúde a um nível superior ao das relações tradicionais médico-doente, que muitas vezes excluíram aspectos importantes dos cuidados. Ao mesmo tempo, as EIR podem reduzir os custos dos cuidados de saúde, considerando diferentes soluções para os sobreviventes de AVC. Em 2006, a Sociedade Americana de Geriatria confirmou que os cuidados que utilizam uma abordagem IRT reforçam o papel do prestador de cuidados e proporcionam um benefício a longo prazo para os cuidados de saúde. Com a introdução de uma unidade dedicada ao AVC e da IRT associada no local da investigação, os prestadores de cuidados de saúde e os administradores previram que os sobreviventes de AVC iriam progredir mais rapidamente nas fases iniciais da recuperação devido à prestação eficiente e eficaz de competências e conhecimentos especializados por cada membro da equipa. Os temas reconhecidos nos dados apresentados neste capítulo apoiam o conceito de uma equipa colegial que reúne as suas competências e conhecimentos clínicos colectivos para apoiar a tomada de decisões sobre o local de alta dos sobreviventes de AVC.

A literatura de investigação sobre as EIR sugere que as equipas cooperativas, colaborativas e respeitadoras que partilham os conhecimentos dos seus membros funcionam melhor do que as equipas que não possuem estas caraterísticas. De acordo com Thompson et al. (2000), as EIR funcionam geralmente de forma mais eficaz quando os membros partilham um objetivo comum e respeitam as contribuições de cada um para esse objetivo. A EIR deste estudo apresentava muitas destas caraterísticas de cooperação e seguia largamente um modelo partilhado de tomada de decisões. O investigador observou que os membros da equipa pediam as opiniões uns dos outros durante as reuniões e até colaboravam antes das reuniões. Não era raro que o assistente social falasse com o enfermeiro sobre um determinado doente ou que os fisioterapeutas falassem com os terapeutas ocupacionais. Esta conversa partilhada indica que os membros da IRT se sentem à vontade com cada colega e valorizam a opinião de cada um. Mesmo os membros mais inexperientes da equipa parecem ser capazes de contribuir para as decisões profissionais, talvez devido à influência de colegas mais experientes que serviram de modelo na articulação de objectivos e decisões, na interação com sobreviventes de AVC e na ligação com os colegas. Larson (2003) afirma que surgem problemas nas EIR quando os membros da equipa não conseguem ver para além do seu próprio papel profissional e aceitar os conhecimentos dos outros. Esta equipa pareceu bastante capaz de aceitar diferentes conhecimentos e mostrou uma atitude positiva e até entusiástica em relação aos sobreviventes de AVC que persistiu durante toda a sessão.

O que se mantém inalterado em relação ao modelo hierárquico anterior de tomada de decisões médicas é o papel central do médico na equipa. Embora os membros da EIR parecessem harmonizar-se bastante bem uns com os outros, estavam visivelmente sob a direção do fisiatra e a influência do coordenador dos cuidados ao doente. De acordo com Salas (2010), as EIR com um bom líder (ou líderes) de equipa são capazes de trabalhar em conjunto com sucesso. Os elementos de hierarquia e paternalismo impostos à equipa por pressões externas para disponibilizar camas para novos doentes e levar os sobreviventes para casa com apoio proporcionam uma oportunidade para investigação futura para determinar se e como os papéis de liderança na EIR mudariam se estas pressões não estivessem presentes.

Foi evidente para o investigador que os membros da equipa estavam atentos e empenhados na discussão. As conversas recolhidas como dados pareceram ser muito respeitosas, uma vez que os membros da equipa se ouviram atentamente uns aos outros e consideraram toda a gama de conhecimentos disponíveis. A influência do papel dos enfermeiros na EIR foi destacada como significativa, na medida em que todos os prestadores de cuidados de saúde da equipa falaram sobre as ocasiões em que os enfermeiros estavam ausentes da sessão ou em que o seu nível de conhecimentos era inferior ao esperado. Os enfermeiros participam nas reuniões da IRT para informar sobre o cumprimento dos objectivos, uma vez que são os únicos presentes na unidade de AVC e podem monitorizar o progresso do doente durante um período de 24 horas. Os enfermeiros estão numa posição única para recolher informações sobre os doentes que não estão disponíveis para os outros membros da IRT.

Ficou claro que cada membro da IRT desempenhou um papel importante no processo de decisão para selecionar um destino de alta para cada sobrevivente de AVC. Os membros da IRT falaram frequentemente de como o contributo dos sobreviventes, das suas famílias e dos seus prestadores de cuidados não só é bem-vindo, como também desempenha um papel importante na equipa necessária para tomar uma decisão de alta bem sucedida. Os estudos sugerem que a comunicação entre doentes, familiares, prestadores de cuidados e profissionais de saúde é fundamental para uma experiência positiva de cuidados no AVC (Payne, et al., 2010). O capítulo seguinte aborda os temas desenvolvidos a partir dos dados que enfatizam os factores relacionados com o doente.

Capítulo 6
Factores de alívio

Nunca se sabe o que está ao virar da próxima esquina.
Pode ser qualquer coisa. Ou pode não ser nada.
Continuamos a pôr um pé à frente do outro e, um dia,
olhamos para trás e vemos que subimos uma montanha.
Tom Hiddleston

6.1 Introdução

Os capítulos anteriores apresentaram os temas que emergiram dos dados e que se relacionam com as duas primeiras questões a que este estudo esperava responder. Especificamente, que factores relacionados com as instalações ou com a equipa influenciaram a tomada de decisão de uma equipa interdisciplinar de reabilitação na determinação do local de alta para sobreviventes de AVC. As descrições neste capítulo apresentam dados sobre o tópico dos factores "relacionados com o doente".

Três considerações principais emergiram dos dados: a importância de definir objectivos de reabilitação adequados que o IRT considerava necessários para alcançar a alta. Um segundo conjunto de objectivos eram aqueles que o sobrevivente de AVC tinha para si próprio. E, por último, os objectivos descritos na Medida de Independência Funcional (MIF), um instrumento utilizado para medir os ganhos da reabilitação. Tudo isto leva à capacidade do sistema para responder à tomada de decisão do doente, ao papel da família ou de outros prestadores de cuidados e, finalmente, à influência da pontuação da MIF na tomada de decisão da equipa. Para confirmar a compreensão do investigador sobre os diferentes tipos de termos utilizados em relação aos objectivos, o fisiologista e dois terapeutas explicaram o significado que atribuíam aos diferentes adjectivos associados à palavra "objectivos".

"Os objectivos funcionais foram os relacionados com a pontuação da MIF do sobrevivente de AVC". (P)

"A MIF reflecte mais a capacidade de realizar actividades da vida diária".
(PT)

"Dependendo da gravidade do AVC, os sobreviventes têm "objectivos finais" diferentes. "Para nós [sic], estes objectivos finais são o nível mais elevado de recuperação que a equipa acredita que o sobrevivente irá atingir através da reabilitação. Normalmente, este prognóstico baseia-se em experiências anteriores com outros sobreviventes de AVC e no nosso conhecimento partilhado. Não sei se é algo definitivo" *(OT)*

Antes da alta para casa, os fisioterapeutas e terapeutas ocupacionais determinam se o sobrevivente é "independente" ou "necessita de apoio" em termos da sua capacidade de se deslocar dentro e fora de um ambiente residencial. Muitas vezes, os doentes têm as suas próprias ideias sobre o que querem alcançar, onde e como querem viver ou viver, e que tipo de estilo de vida querem levar. Para serem realistas e eficazes, os objectivos definidos pelos terapeutas têm de incorporar os objectivos do doente, se este tiver capacidade cognitiva para se envolver neste processo.

O doente não é a única pessoa que será afetada pelo destino da alta. A forma como os familiares ou outras pessoas importantes são envolvidas no processo de tomada de decisão é fundamental para o seu envolvimento no destino da alta. Ocasionalmente, as percepções do doente e da família sobre o nível de funcionamento do sobrevivente e o potencial nível de funcionamento futuro desempenham um papel importante na consecução dos objectivos de reabilitação e, por conseguinte, na determinação do destino da alta. Ocasionalmente, a IRT discorda dos doentes ou das suas famílias e tem de se envolver numa negociação cuidadosa.

O componente final do tema "centrado no doente" é o aspeto da avaliação que afecta a definição de objectivos, a realização de objectivos e, em última análise, o destino da alta. A medição da melhoria do estado funcional identificada através do planeamento de objectivos deve ser comparada com as observações do prestador de cuidados captadas através da medição da independência funcional. Este instrumento de medição amplamente utilizado tem as suas próprias caraterísticas que, em última análise, influenciam a decisão de alta.

6.2 Tomada de decisões orientada para os doentes

O sobrevivente de AVC é um elemento-chave no processo de reabilitação. De facto, são os sobreviventes que, em última análise, determinam o curso da sua reabilitação, uma vez que os objectivos devem adequar-se às suas caraterísticas pessoais e estilo de vida antes do AVC, bem como às suas circunstâncias após o AVC. Neste estudo, a IRT falou em encorajar ativamente os sobreviventes de AVC a participarem no seu próprio processo de tomada de decisão, se fossem cognitivamente capazes de o fazer. A tomada de decisões deve, por conseguinte, ser um processo de colaboração que contribua para o êxito dos resultados dos doentes.

Mesmo que um IRT acredite que está a ter em conta os interesses do sobrevivente de AVC, os doentes precisam de ser consultados, uma vez que as suas ideias sobre um objetivo de reabilitação podem ser muito diferentes das do clínico (McPherson, Brander, Taylor, & McNaughton, 2001). Hafsteindottir e Grypdonk (1997) descobriram que os sobreviventes de AVC tinham objectivos claros para si próprios que não eram considerados pela IRT. A definição de objectivos destinava-se a promover uma boa comunicação entre os membros da IRT, os sobreviventes de AVC e as suas famílias (Hartigan & McCauley 2012). Neste estudo, a EIR afirmou verbalmente que considerava o envolvimento do doente fundamental para a definição de um objetivo para um indivíduo, mas as observações do investigador não corroboraram esta afirmação.

Os membros da IRT afirmaram que se envolveram com todos os sobreviventes de AVC capazes de participar nos seus objectivos de reabilitação, normalmente à cabeceira da cama, durante as suas interações com o doente. Para participar, o sobrevivente de AVC necessitava de algum nível de auto-consciência e de uma noção de como se iria adaptar ao seu novo estilo de vida. O membro da IRT diretamente envolvido relatou mais tarde esta interação durante as reuniões da equipa. Os doentes que conseguiram envolver-se nos seus objectivos tiveram mais sucesso do que aqueles que não se envolveram ou que não o conseguiram fazer devido a uma deficiência cognitiva.

Por vezes, um sobrevivente de AVC sofre mais de incapacidades mentais do que de incapacidades físicas devido à natureza do AVC. Estes sobreviventes eram fisicamente capazes de executar tarefas, mas não conseguiam compreender porque as estavam a fazer. Como resultado, dependiam do apoio de outros para participar e realizar muitas actividades. O investigador ouviu os funcionários referirem-se a estes sobreviventes de AVC como "mortos-vivos", uma vez que eram frequentemente incapazes de reconhecer ou conversar com os familiares mais próximos, dando a impressão aos funcionários de que a pessoa que o sobrevivente de AVC era antes da deficiência neurológica tinha de facto morrido.

Os objectivos ajudam a avaliar o nível de funcionamento de um sobrevivente de AVC e a iniciar o processo de normalização (Monghan, Channell, Dowel, & Sharma, 2005). Em última análise, o progresso em relação a estes objectivos ajuda a equipa a decidir sobre o destino da alta, seja um lar na comunidade ou um centro de cuidados prolongados. A definição de objectivos também ajuda a proteger a auto-determinação dos sobreviventes de AVC durante a reabilitação, uma vez que estes vêem o seu próprio progresso (Holliday, et al., 2007). Os membros da IRT neste estudo discutiram longamente os objectivos do paciente em cada reunião da equipa, solicitaram feedback uns aos outros sobre a adequação de cada objetivo e avaliaram o progresso do sobrevivente de AVC em relação a esses objectivos. Durante estas discussões, que frequentemente duravam vários minutos para cada sobrevivente de AVC, os membros da equipa resolviam problemas ou determinavam um protocolo de alta para um determinado doente. Tal como outros profissionais de reabilitação citados na literatura, a IRT via os objectivos do doente como uma forma de aumentar a probabilidade de independência do sobrevivente de AVC (McClain, 2005).

Normalmente, os objectivos finais devem ser negociados entre os membros da equipa de reabilitação e o sobrevivente de AVC, tanto para utilizar plenamente os conhecimentos da equipa como para encorajar o sobrevivente a assumir a responsabilidade pelo seu próprio progresso e vida futura (Playford et al., 2009; Hartigan, 2012). Os sobreviventes de AVC admitidos na unidade de AVC eram atribuídos a um terapeuta de reabilitação que estabelecia objectivos funcionais para o sobrevivente de AVC, com objectivos geralmente estabelecidos em colaboração por terapeutas ocupacionais e fisioterapeutas. Estes objectivos destinavam-se principalmente a avaliar todos os aspectos das actividades diárias do sobrevivente de AVC, desde entrar e sair de casa até cooperar com os membros da família que ajudam na mobilidade ou noutros aspectos da vida diária. No entanto, por vezes, o ambiente físico da casa do doente limitava os objectivos. Todo o futuro da pessoa era orientado por um objetivo para o qual a equipa trabalhava, mesmo que o sobrevivente de AVC não estivesse totalmente consciente. Esta ênfase nos objectivos foi ilustrada pelo comentário de um fisioterapeuta durante uma sessão:

"Por isso, o nosso primeiro objetivo é que ela consiga andar de forma independente quando tiver alta. Por isso, neste momento, tenho-a em standby. Ela consegue

andar uma volta, mas a sua tolerância ainda é baixa, por isso, uma volta com um auxiliar de marcha de duas rodas e, quando acabarmos, ela está mais ou menos despachada. É tudo o que conseguimos obter dela durante as próximas horas. Também a ponho a fazer exercício na bicicleta de exercício para melhorar a sua resistência. (PT)

Idealmente, a definição de objectivos e a avaliação deveriam envolver um diálogo entre a IRT e o sobrevivente de AVC, mas isso nem sempre foi possível para a equipa deste estudo. Nalguns casos, o sobrevivente de AVC tinha perdido a capacidade de falar ou estava cognitivamente comprometido, ou o apoio dos membros da família era inexistente ou limitado.

O IRT também considerou a forma como os objectivos poderiam afetar os membros da família. Os sobreviventes desejavam frequentemente regressar a casa, por vezes com expectativas irrealistas quanto à sua independência funcional. Para estes indivíduos, o regresso a casa teria exigido um elevado nível de apoio por parte de um membro da família que não era capaz nem estava disposto a prestá-lo. Nestas circunstâncias, a falta de auto-confiança do sobrevivente poderia levar a conflitos no seio da família se o familiar prestador de cuidados tentasse dar um apoio que o sobrevivente considerasse desnecessário.

De acordo com Conneeley (2004), a definição de objectivos pode ser difícil se o sobrevivente de AVC não tiver uma visão do processo de reabilitação; um IRT precisa de estar ciente de possíveis défices antes de considerar opções para a alta. Em todos os casos, os objectivos devem estar dentro das capacidades do sobrevivente de AVC e ser apropriados tanto para o sobrevivente de AVC como para a sua família, especialmente se a família se tornar prestadora de cuidados. Para serem adequados, os objectivos devem ter significado para o sobrevivente (Conrad, et al., 2009). Por exemplo, numa reunião de equipa, verificou-se que o objetivo de ganhar competência no trabalho de cozinha era desnecessário. Embora o sobrevivente de AVC tenha tido um bom desempenho numa avaliação da cozinha, a equipa soube mais tarde que
O sobrevivente do AVC não precisaria de saber cozinhar, pois a sua mulher cozinharia tudo.

Se a IRT determinasse que o sobrevivente de AVC era cognitivamente incapaz de tomar decisões, a família ou os seus cuidadores eram contactados para determinar se seriam capazes de lidar financeira, física e emocionalmente com o sobrevivente de AVC em casa. A IRT determinava então o tipo de apoio de que a família necessitaria se o sobrevivente regressasse a casa. Por vezes, as necessidades do sobrevivente de AVC excediam os recursos da família e a IRT considerava a hipótese de o internar num centro de cuidados continuados. Esta decisão também foi tomada quando os sobreviventes de AVC que queriam regressar a casa não se apercebiam da extensão da sua incapacidade ou não conseguiam avaliar o quanto a sua relação com o cuidador principal iria mudar. A mediação entre os desejos do sobrevivente e a capacidade da família para prestar apoio pareceu ao investigador ser um dos maiores desafios para a IRT.

Foi demonstrado que a tomada de decisões numa equipa interdisciplinar aumenta as hipóteses de recuperação dos sobreviventes de AVC, uma vez que diferentes especialistas podem trabalhar em conjunto e planear. No entanto, isto só pode ser bem sucedido se a equipa consultar também o doente, a sua família e outras pessoas importantes. Ao envolver toda a rede de contactos do sobrevivente de AVC, a família e outras pessoas importantes, a IRT pode obter a melhor informação possível para tomar uma decisão de alta informada.

6.3 O papel da família na tomada de decisões

Em muitas situações médicas, os prestadores de cuidados de saúde estão envolvidos em interações sociais complexas com os doentes e as suas famílias. A IRT neste estudo não foi exceção, particularmente porque reconheceu o valor do envolvimento do doente, mas também porque uma boa decisão de colocação dependia da comunicação e cooperação de todas as partes envolvidas. O sobrevivente de AVC, a sua família e o seu futuro prestador de cuidados primários não puderam participar diretamente nas reuniões da IRT, uma vez que foram discutidos muitos sobreviventes de AVC. Discutir muitos sobreviventes em frente de pessoas que não precisam de ouvir as suas informações de saúde privadas seria uma invasão múltipla da privacidade. Para reduzir a necessidade de os sobreviventes, os futuros cuidadores primários e as famílias participarem nas sessões da IRT, a assistente social entrevistava regularmente os sobreviventes de AVC e as suas famílias para obter informações sobre o estilo de vida e as condições de vida antes do AVC e para obter informações sobre os objectivos, as expectativas e as redes de apoio dos sobreviventes. Isto foi feito pelo menos uma vez para cada sobrevivente de AVC para permitir que a IRT determinasse o nível de apoio antes da alta. As reuniões com a família e o sobrevivente de AVC foram iniciadas pelo fisiologista e pelo assistente social. A cooperação e a colaboração com os doentes e as famílias ajudaram a IRT a selecionar o local de alta mais adequado.

A prestação de cuidados aos familiares é um aspeto importante da prestação de cuidados aos sobreviventes de AVC. O impacto do AVC pode ser devastador, não só para o doente, mas também para os familiares, que se podem sentir catapultados em inúmeras direcções, uma vez que as decisões sobre o local de alta dependem do apoio que são capazes e estão dispostos a dar (McCullough, et al., 2005). A IRT teve de considerar a forma como os membros da família iriam lidar com a situação enquanto prestadores de cuidados e se teriam acesso aos seus próprios serviços de apoio, se necessário. Como as decisões sobre a alta dependiam por vezes do apoio da família, as reuniões com esta eram muito importantes. Os membros da IRT referiram que consultaram os familiares ou outras pessoas importantes para determinar se eram capazes e estavam dispostos a cuidar do sobrevivente de AVC com deficiência física ou cognitiva em casa. Por vezes, o sobrevivente tinha deficiências físicas e cognitivas.

Os membros da família foram constantemente encorajados pelos membros da IRT a visitar o hospital para ajudar nos cuidados pessoais e apoiar os objectivos de reabilitação, ou para aprender a ajudar o sobrevivente de AVC antes de este regressar a casa. Os investigadores observaram que quando os familiares ajudavam diretamente nos cuidados do sobrevivente de AVC e nos planos de alta, aumentavam a motivação do sobrevivente, davam-lhe uma melhor sensação de controlo e davam-lhe mais liberdade para tomar decisões pessoais.

Dada a natureza exigente dos cuidados domiciliários, o IRT testou a capacidade dos membros da família para apoiar o sobrevivente de AVC e trabalhou para ensinar à família os exercícios necessários para atingir continuamente os objectivos de reabilitação. Durante o período de observação deste estudo, a IRT encorajava frequentemente o sobrevivente de AVC a passar um fim de semana em casa; a forma como o sobrevivente e a família lidavam com a situação era discutida na reunião seguinte. O "fim de semana experimental" em casa era utilizado para identificar as famílias que, apesar dos seus melhores esforços, não conseguiam acomodar o sobrevivente. Era importante que estas falhas fossem comunicadas à IRT nas reuniões, para que toda a equipa pudesse compreender as diferenças entre o que o prestador de cuidados primários vê na situação hospitalar e a realidade em casa, onde não há profissionais médicos para o apoiar (o prestador de cuidados). Também era importante que o (futuro) prestador de cuidados primários desse tempo ao sobrevivente de AVC sem o seu apoio, para que a equipa de IRT pudesse avaliar o nível de capacidade funcional do sobrevivente.

"Ela está cá antes de eu chegar e fica cá até eu sair. Está com ela o dia todo e a ideia que tem de uma pausa é mudar o parque de estacionamento de um parque de duas horas para outro parque de duas horas. Essa é a sua pausa de cinco minutos, e isso não vai dar à equipa uma imagem de como a sua mãe está realmente." (PCC)
Quanto à higiene e à continência, é um pouco frustrante lidar com ela porque faz um trabalho tão bom para a mãe, mas.... (OT)
Alguém falou com ela sobre este assunto? (P)
Ela sabe que é suposto esperar, mas continua a ligar. Quer dizer, eu podia falar com ela outra vez e dizer que só pode vir a esta hora, quer dizer, isso é justo? (PCC.)
Sim, acho que é justo, da última vez pedimos-lhes que se retirassem e só viessem de manhã. (Enfermeira.)
Mas nem sempre posso controlar isso". (PCC)

A tomada de decisões para os sobreviventes de AVC precisa de envolver os membros da família e os prestadores de cuidados para garantir o sucesso da alta para casa. A família deve ser considerada como um membro da IRT do sobrevivente de AVC e desempenhar um papel importante no processo de tomada de decisão, especialmente se for responsável pelo sobrevivente de AVC após a alta e precisar de ser educada e apoiada no seu papel de cuidador principal do sobrevivente de AVC.

A decisão de alta depende do facto de os sobreviventes de AVC e os membros da família serem capazes de se adaptar aos seus novos e desconhecidos papéis (Lutz, 2004). Os membros da IRT discutiram os desejos dos membros da família e se estes correspondiam às perspectivas dos médicos e depois trabalharam para coordenar os diferentes desejos e requisitos. No entanto, nem sempre foi fácil respeitar os desejos do sobrevivente de AVC ou dos seus familiares, por exemplo, devido a diferentes prioridades em relação aos objectivos, a expectativas não razoáveis da família em relação ao sobrevivente de AVC ou à capacidade da família para apoiar o sobrevivente. No entanto, por vezes, o IRT não reagiu bem aos sobreviventes de AVC ou às suas famílias que defenderam os seus desejos.

"Ensinamos os doentes a cuidarem de si próprios e a defenderem-se, e quando o fazem, chamamos-lhes insistentes." (SW)

Em vez de verem os sobreviventes de AVC e os seus familiares como intrusivos, os médicos expressaram o desejo de aceitar a vontade do sobrevivente ou do familiar em participar. Os familiares podem ajudar a equipa de reabilitação a compreender como os défices descobertos pelo conhecimento íntimo do sobrevivente antes do AVC afectam a capacidade do doente para regressar ao seu ambiente de vida anterior ou ao seu nível de funcionamento (Mitchell, 2009).

Quando os sobreviventes ou os familiares estavam presentes nas reuniões semanais da equipa, observou-se que tinham ideias diferentes sobre os seus objectivos em relação aos profissionais médicos. Por exemplo, alguns sobreviventes de AVC queriam que os seus objectivos dessem ênfase aos aspectos físicos da reabilitação, como a mobilidade, a força muscular e a resistência, em vez dos aspectos funcionais da vida diária em casa (medidos pela MIF). Outros estudos demonstraram que os doentes e os médicos têm por vezes ideias muito diferentes sobre o que consideram ser um resultado importante (McPherson, Brander, Taylor, & McNaughton, 2001). Quando os terapeutas apresentavam pontos de vista contraditórios dos doentes nas sessões, por vezes discutiam como poderiam mudar a perceção do sobrevivente de AVC sobre o que era importante.

"Ele disse porque é que era tão contra ou...? (P)

Ele não diz exatamente porquê, mas tem algo a ver com a cognição. Se ele for para lá, vai trabalhar em tarefas cognitivas, etc., mas só precisa de fisioterapia e é essa a sua convicção, o seu objetivo, é isso." (PT)

Durante uma das minhas visitas habituais ao assess.... "Expliquei-lhe que o C não pode fazer fisioterapia, é mais uma questão de competências para a vida, por isso ele não quer ouvir falar disso. (OT)

N.º (P)

Ele só quer fisioterapia sete dias por semana, fisioterapia, é isso que ele   quer. (É ISSO QUE ELE QUER.)

Assim, logo que consiga subir escadas de forma autónoma e andar com uma bengala de um metro e meio, está pronto para a terapia em ambulatório, se for esse o padrão. PT

Esta parece ser a única possibilidade. (P)

E assim será, mas o problema é que talvez tenha sorte se receber fisioterapia em ambulatório duas vezes por dia. (O PROBLEMA É QUE ELE TERÁ SORTE SE RECEBER FISIOTERAPIA EM AMBULATÓRIO DUAS VEZES POR DIA.)

Sim, de certeza que ele não vai fazer fisioterapia duas vezes por dia. (P)

Então só duas vezes por semana? (NÃO.)

Sim, exatamente. Entretanto, ele pesquisa no Google "a melhor fisioterapia do mundo" e, aparentemente, é no norte da Europa. Ele tem um plano para encontrar o melhor fisioterapeuta do mundo e, de alguma forma, entrar lá. (OT)

Deve haver uma forma de ele fazer as duas coisas". (P)

Também se observou que os membros da família tinham opiniões diferentes sobre os objectivos da reabilitação ou avaliavam de forma diferente a importância da informação que lhes era dada pelos membros da IRT. Este fenómeno é descrito na literatura, bem como a preparação dos sobreviventes de AVC para a alta para casa (Suhonen, Nenonen, Laukka, & Valimake, 2005). A assistente social da equipa organizou conferências familiares para todos os doentes e famílias que desejavam ter um papel ativo nos cuidados diretos ou noutro tipo de apoio. Estas reuniões permitiram à IRT ouvir e compreender a perspetiva do sobrevivente de AVC e da sua família.

"São realizadas conferências familiares para cada cliente, de modo a que possam participar no processo de decisão relativo à alta." (Extrato das notas de campo)

"Bem, [PCC], acha que o [membro da família] quer reunir-se com a equipa, ou...? (P)

Sim, é verdade. Ela telefonou algumas vezes e vai cá estar esta quinta-feira, penso eu. [Membro da família], a filha. (PCC.)

Ela não é de cá, pois não? (fisiologista)

Não. Ela vem de [nome da cidade]. (PCC)

Sim, acho que é em [nome da cidade]. Ela estava muito preocupada e queria saber o que íamos fazer, por isso expliquei-lhe o processo atual e disse-lhe o que íamos fazer. E eu disse-lhe que não, que isso não ia acontecer. Porque ela vive sozinha e eu ouvi alguém dizer que havia um vizinho que tinha um conjunto de chaves da casa para o caso de termos de lá ir e fazer uma avaliação antes de ela poder ir para casa, porque eu disse que isso podia acontecer. (PCC.)

Ela disse que queria voltar na quinta-feira, porque eu disse que talvez tivéssemos de nos encontrar consigo para saber quais são os planos. (PCC.)

Muito bem, ótimo, porque posso estar aqui na quinta-feira, por isso podemos marcar uma conferência familiar, uma teleconferência, talvez na terça-feira? (P)

Não sei quanto tempo é que ela vai ficar cá. Talvez ela venha na quinta-feira à noite. Não sei. Vais lá estar na sexta-feira? (PCC)

Ao participarem nas reuniões familiares, os terapeutas aprenderam frequentemente informações que não teriam recebido através de outros canais. As reuniões familiares também permitiram que os terapeutas trabalhassem com os membros da família para garantir um bom resultado para cada um dos sobreviventes de AVC.

Os membros da IRT interagiram com os familiares sempre que possível. Os familiares (incluindo cônjuges e "outras pessoas significativas") foram encorajados a visitar a unidade de AVC em qualquer altura, para os preparar para futuras responsabilidades de prestação de cuidados e para lhes dar uma visão geral do processo de reabilitação. Os membros da família foram capacitados para participar e comunicar com todos os membros da IRT para compreenderem os cuidados prestados ao seu ente querido. Os membros da IRT referiram que este facto permitiu uma transição mais suave entre o hospital e o domicílio para os doentes que tiveram alta para casa.

O envolvimento da família também ajudou o IRT no processo de tomada de decisão, porque significava que a alta para casa era uma opção real para o sobrevivente de AVC. A EIR teve de ser particularmente sensível à capacidade e vontade da família para aprender novas competências ou, pelo contrário, estar ciente das possíveis reacções negativas da família à colocação numa unidade de cuidados continuados. Verificou-se que os profissionais estavam muito relutantes em comprometer o doente ou a família a pagar o montante diário necessário para que o sobrevivente permanecesse na unidade de AVC até ser transferido para uma unidade de cuidados continuados. Este acordo era não só dispendioso para a família, uma vez que a transferência podia demorar vários meses, mas também prejudicial para o sobrevivente, uma vez que a bolsa não era suficiente para a reabilitação. Nas discussões com as famílias sobre os cuidados de longa duração, a IRT constatou por vezes que as famílias que não podiam ou não queriam pagar a taxa manifestavam a intenção de abandonar o seu familiar agora incapacitado. Quando tal acontecia, o sobrevivente era tratado como os outros doentes num hospital público onde não eram cobradas taxas. A decisão de dar alta a um doente para um lar de longa duração pesou muito para a equipa, uma vez que isso representou um encargo financeiro adicional para a família, que pode já ter perdido o seu rendimento se o doente de AVC estivesse a trabalhar.

Antes de um único membro da família assumir o novo papel de prestador de cuidados, a IRT determinou se havia apoio social, como família alargada ou amigos próximos, que pudessem ajudar a cuidar do sobrevivente de AVC. Esse apoio permitiria ao prestador de cuidados primário ter uma vida social melhor. Quando uma família estava disposta a acolher um sobrevivente de AVC, eram organizadas reuniões com ela, envolvendo o fisiologista, o coordenador de cuidados ao doente, o assistente social e o terapeuta responsável, para discutir as opções de alta, avaliar o apoio familiar e avaliar a atitude da família em relação à participação no processo de reabilitação do sobrevivente de AVC.

Um terceiro cenário foi observado pelo investigador. Neste caso, as famílias atrasaram todo o processo, exigindo progressos imediatos ou insistindo que o prestador de cuidados primários em casa era demasiado velho para cuidar do sobrevivente de AVC. A equipa aceitou a maioria das sugestões dos doentes e das famílias e discutiu-as objetivamente e sem preconceitos, mas não era raro que as famílias e os membros da IRT tivessem ideias muito diferentes sobre o sobrevivente de AVC.

"Não podemos justificar a manutenção de uma pessoa só porque a família decide que não gosta dela. Essa não é uma razão suficientemente boa. Por isso, mantemo-los por boas razões de reabilitação. Se eles recusarem, e penso que é possível, então ela perderia algum do tempo de reabilitação que penso que a beneficiaria. Depois, certificamo-nos de que ela consegue subir as escadas em segurança e planeamos a sua alta para casa." (P)

Encorajar os membros da família a participarem na EIR desde a admissão hospitalar até à alta, independentemente do destino, pode capacitar a família de muitas formas. Verificou-se que os familiares que participaram no processo têm frequentemente confiança para ouvir os planos que a EIR considerou e selecionou e para expressar as suas próprias opiniões. As famílias também se familiarizam com o tempo que os membros da IRT dedicam à reabilitação direta do sobrevivente de AVC e porquê, e aprendem como podem ajudar o sobrevivente de forma simples quando a IRT não pode estar presente.

É evidente que os sobreviventes de AVC, as suas famílias, os prestadores de cuidados e os terapeutas têm de trabalhar em conjunto para formular um plano de alta adequado que inclua objectivos apropriados, uma vez que o progresso em relação a esses objectivos ajudará a determinar o destino da alta. Os terapeutas de IRT neste estudo formularam objectivos que foram medidos semanalmente e forneceram razões para continuar com o objetivo atual ou passar para o objetivo seguinte, se disponível. Uma vez que a discussão dos objectivos e a sua concretização estiveram sempre em primeiro plano nas sessões semanais, e a concretização dos objectivos foi o indicador-chave do sucesso da reabilitação que esteve na base das decisões semanais tomadas em relação a cada sobrevivente, a forma como os objectivos foram medidos é de particular importância. Neste caso, os objectivos foram medidos utilizando a Medida de Independência Funcional, uma ferramenta amplamente utilizada em muitos centros de reabilitação. A natureza e as limitações deste instrumento, tal como descritas pelos profissionais de saúde neste contexto, serão, por conseguinte, exploradas em maior pormenor.

6.4 Medida de independência funcional

A Medida de Independência Funcional (MIF) é um instrumento que descreve e avalia a gravidade de uma deficiência, incluindo o AVC (Australian Rehabilitation Outcome Centre, 2012). Este foi o único instrumento utilizado pelo IRT neste estudo para medir as capacidades funcionais e o estado de reabilitação dos sobreviventes de AVC. Aquando da admissão no hospital, durante o curso da reabilitação e aquando da alta da unidade de AVC, as várias capacidades do sobrevivente de AVC foram observadas principalmente pelo pessoal de enfermagem e medidas utilizando a MIF. O pessoal de enfermagem anotava habitualmente o nível de mobilidade do doente e a sua competência nas actividades da vida diária, tais como vestir-se, comer e higiene pessoal, nos registos médicos do doente. Com base nas pontuações da MIF, o IRT estabeleceu objectivos iniciais para o doente com AVC para melhorar as suas actividades da vida diária. Uma melhoria nas pontuações da MIF indicava o cumprimento dos objectivos e o progresso em direção à alta.

Quando questionado sobre a forma como as pontuações da MIF eram utilizadas, um terapeuta explicou ao investigador que as pontuações registadas serviam para indicar se os objectivos semanais tinham sido alterados ou atingidos, para dar à equipa uma indicação sobre se o sobrevivente de AVC estava a fazer progressos no sentido de atingir os objectivos necessários para regressar a casa. O terapeuta acrescentou que, assim que os enfermeiros notassem que um objetivo tinha sido alcançado, o que acontecia frequentemente, deveriam registar esse facto nas notas de reabilitação, na rubrica "objectivos semanais". No entanto, esta observação não era registada de forma consistente.

Os fisioterapeutas e os terapeutas ocupacionais utilizavam os números registados pelos enfermeiros que usavam a MIF para avaliar se os objectivos semanais de um doente tinham sido atingidos. Quando a MIF foi introduzida pela primeira vez na enfermaria, os enfermeiros efectuavam registos diários da MIF como parte da sua rotina diária, mas esta prática ganhou reputação entre os enfermeiros por ser inconsistente e subjectiva. O investigador também constatou que era frequentemente pedido aos enfermeiros que preenchessem os MIF para doentes que não estavam sob os seus cuidados e que, por isso, estavam menos aptos a comentar o estado funcional. Além disso, os enfermeiros que não estavam familiarizados com as tarefas da enfermaria, como o MIF, podem não ter tido tempo suficiente para completar a tarefa atribuída (Griffith, Wilson, & Desai et al., 1997). Durante o período de observação deste projeto de investigação, a elaboração de mapas da MIF foi reduzida para três dias por semana e os enfermeiros receberam formação adequada sobre a utilização da ferramenta para garantir consistência e menos subjetividade. A formação do pessoal para utilizar a MIF como instrumento de avaliação foi útil, uma vez que a fundamentação para a utilização da MIF tem de ser clara, subjectiva e comumente compreendida (AROC, 2012). Sem um instrumento objetivo, os ganhos de reabilitação não podem ser medidos de forma eficaz (Uniform Data Systems, 2012).

No entanto, o desenvolvimento profissional proposto deparou-se com obstáculos. Os enfermeiros a tempo inteiro selecionados para a formação não podem, muitas vezes, ser dispensados das tarefas da enfermaria, e os enfermeiros temporários e a tempo parcial não são, muitas vezes, escalados para as horas em que podem participar ou não são elegíveis para participar. No entanto, sem uma formação generalizada de todo o pessoal de enfermagem, as inconsistências e a subjetividade associadas à MIF irão provavelmente persistir. O hospital tentou resolver a questão da rotatividade de pessoal fornecendo algum nível de treinamento no trabalho, designando enfermeiros que estavam familiarizados com a MIF para ajudar os colegas que estavam menos familiarizados.

A MIF foi, sem dúvida, importante para a TRI, uma vez que os objectivos do doente foram discutidos no início de cada sessão. No entanto, o principal objetivo da discussão dos objectivos era informar os outros membros da equipa sobre o progresso funcional do doente e obter perspectivas de outros profissionais sobre o planeamento da alta. Apesar do problema de consistência e fiabilidade na utilização da MIF, os membros da IRT afirmaram frequentemente nas entrevistas que prestavam muita atenção às pontuações actuais da MIF e comparavam-nas com as da semana anterior. Embora a MIF fosse de grande importância para os membros da TRI, ninguém mencionou os resultados durante as sessões, nem mesmo indiretamente. Em vez disso, os terapeutas discutiam o que sentiam enquanto trabalhavam com cada sobrevivente de AVC para influenciar a decisão sobre o local de alta.

À medida que os doentes atingiam os seus objectivos, os membros da equipa modificavam ou alteravam os objectivos para refletir as necessidades novas ou actuais do doente com AVC. Este processo de definição, medição e realização de metas foi uma parte central do processo de tomada de decisão sobre o destino de alta do paciente com AVE. Cada terapeuta formulou metas em momentos diferentes no início de uma reunião ou comentou sobre uma meta com declarações como as seguintes:

"Por conseguinte, é independente nas transferências na cama, na mobilidade numa cadeira de rodas e no equilíbrio quando está sentado. O próximo objetivo a longo prazo é a higiene pessoal independente." (PT)

"Tentámos certificar-nos de que ele estava muito bem. (OT)

"É isso mesmo. A seguir vem o penso independente da parte superior e inferior do corpo." (PT)

"Temos trabalhado em muitas coisas; praticamente de forma independente, mas eu tenho acompanhado o objetivo, gostaria de trabalhar no corte das mangas compridas na extremidade superior esquerda, ele tem as t-shirts, mas agora só estamos a trabalhar em t-shirts de manga comprida e não em t-shirts e talvez só na meia esquerda. Ele tem a meia direita e o sapato direito, está bem. Sim, vou tirar-lhe isso". (OT)

"Provavelmente, vamos dar-lhe alta do programa ADL no final da próxima semana e encorajar os prestadores de cuidados a deixarem-no fazer isso sozinho. Se lhe derem mais tempo, ele pode ser independente." (OT)

No final da observação do investigador, não era claro se as alterações aos objectivos tinham sido motivadas pela utilização do instrumento MIF ou pelas observações pessoais dos membros da equipa de investigação. No entanto, ficou claro que os objectivos foram continuamente medidos em função dos conhecimentos profissionais pessoais dos vários membros da equipa.

No hospital onde este estudo foi realizado, a MIF foi o instrumento de escolha para medir o cumprimento de objectivos para determinar a função independente dos sobreviventes de AVC. No entanto, o preenchimento da MIF leva tempo e envolve um elemento subjetivo que afecta a consistência dos resultados. Se for utilizada de forma inadequada, a MIF fornece uma medida inadequada do ganho funcional e dificulta a tomada de decisões, uma vez que a TRI tem dificuldade em determinar quais os objectivos que foram efetivamente atingidos. Uma última limitação da MIF é o facto de não refletir o valor da participação do doente na definição de objectivos, impedindo-o de contribuir para a realização dos seus objectivos. O IRT precisava de encontrar outras formas de envolver os doentes e as suas famílias nas discussões sobre os objectivos e a sua consecução.

6.5 Resumo dos factores relacionados com os doentes

O sexto capítulo descreveu três aspectos importantes do processo de tomada de decisão IRT identificados neste estudo: a tomada de decisão liderada pelo doente, incluindo o desenvolvimento de objectivos funcionais para o sobrevivente de AVC; o papel da família e dos prestadores de cuidados na tomada de decisão; e a avaliação do cumprimento dos objectivos utilizando a Medida de Independência Funcional.

A relação entre os sobreviventes de AVC, os membros da família e a IRT deve ser de confiança e duradoura. Esta relação colegial no tratamento e reabilitação do AVC é muito diferente das anteriores relações paternalistas com os sobreviventes de AVC, em que os profissionais de saúde diziam aos doentes e às famílias o que era melhor para eles.

Sem a cooperação de todas as partes envolvidas, os sobreviventes de AVC não recuperavam a tempo e a sua alta para um local adequado era adiada.

Os IRTs devem ser capazes de medir a realização dos objectivos do doente com AVC utilizando a Medida de Independência Funcional (MIF), que pode ser utilizada para medir se o doente com AVC tem alta para casa ou para um centro de cuidados continuados. Para ser eficaz, este instrumento depende de utilizadores qualificados. Neste estudo, foram identificados problemas com os enfermeiros responsáveis pelo preenchimento da MIF, tais como conhecimentos limitados, pressa devido à carga de trabalho ou sensação de que os registos eram pesados. A recolha de dados utilizando este instrumento foi considerada ineficaz e os resultados pouco fiáveis. Este problema da falta de fiabilidade dos registos foi citado como uma razão pela qual a IRT não utilizou consistentemente as pontuações da MIF nas suas sessões. Este estudo não investigou em que medida o IRT utilizou efetivamente este instrumento para avaliar os ganhos de reabilitação.

Capítulo 7

O que é que acontece agora?

O médico do futuro não administrará medicamentos, mas interessará os seus pacientes nos cuidados com o corpo humano, na alimentação correta e na causa e prevenção das doenças.
Thomas Edison

7.1 Introdução

O percurso de um sobrevivente de AVC é inesperado, longo e imprevisível. A investigação tem investigado a forma como os cuidados podem ser melhorados para otimizar os resultados. A literatura revista para este estudo mostra que os resultados positivos são mais prováveis quando o sobrevivente de AVC recebe cuidados agudos numa unidade dedicada ao AVC com pessoal de IRT e é apoiado por membros da família (Putman, Schupp, Beyens, & Dejaeger, 2007). Uma análise da literatura mostra que as variáveis do contexto, tais como a disponibilidade de camas, a presença de recursos comunitários e as diretrizes gerais para o tratamento de sobreviventes de AVC, influenciam os resultados da recuperação (BCSS, 2010). Os dados deste estudo confirmaram que estes factores influenciaram, de facto, as decisões de TIR neste estudo; este estudo também apoiou muitas outras conclusões sugeridas na literatura. As principais recomendações discutidas no capítulo sete baseiam-se nos três temas principais discutidos separadamente nos capítulos anteriores: a influência das variáveis ambientais na transição do sobrevivente de AVC do internamento para a alta, como discutido no capítulo quatro; a própria TRI e a forma como os membros da equipa deliberaram sobre o local da alta, como discutido no capítulo cinco; e as caraterísticas do sobrevivente de AVC e da sua família na adaptação a um modo de vida novo e desconhecido, como discutido no capítulo seis. Este capítulo termina com uma consideração sobre os pontos fortes e as limitações desta investigação, algumas direcções futuras para investigação adicional e, finalmente, uma conclusão geral deste estudo.

7.2 A definição

O hospital deste estudo tinha procedimentos claramente articulados para o tratamento de sobreviventes de AVC que regiam a admissão diretamente do serviço de urgência para a unidade de AVC, a avaliação inicial, a mobilização da IRT, o tratamento agudo e a alta. De acordo com a British Columbia Stroke Strategy (2010), o tratamento do AVC numa unidade dedicada ao AVC com procedimentos claros aumenta as hipóteses de recuperação dos sobreviventes em comparação com o tratamento do AVC sem essas diretrizes. No entanto, nem todos os sobreviventes de AVC podiam ser acomodados na unidade de AVC ao mesmo tempo, pelo que alguns deles eram acomodados noutras áreas do hospital enquanto esperavam por uma cama na unidade de AVC. Por outras palavras, a unidade de AVC sofria de uma escassez de camas para os sobreviventes de AVC que delas necessitavam durante a fase aguda da sua reabilitação, o que abria a possibilidade de alguns sobreviventes de AVC que não eram acomodados na unidade de AVC dedicada "passarem ao lado". A falta de camas na unidade de AVC também significou que alguns sobreviventes de AVC que inicialmente tinham uma cama na unidade foram transferidos para uma parte mais distante do hospital após a reabilitação aguda, o que foi observado durante este estudo. Os sobreviventes de AVC que foram colocados noutro local do hospital tiveram menos tempo para trabalhar com a EIR no seu plano de reabilitação, especialmente aqueles que foram transferidos para mais longe enquanto esperavam por uma cama numa unidade de longa duração. Isto fez com que os membros da IRT passassem menos tempo com os sobreviventes de AVC que não podiam ficar na unidade de AVC. Em geral, a escassez de camas levou inevitavelmente a um tempo de reabilitação mais curto para os sobreviventes de AVC numa fase crucial da sua recuperação; a literatura indica claramente que a intervenção precoce conduz a uma melhor reabilitação dos sobreviventes de AVC e, por conseguinte, a uma melhor recuperação. De acordo com um estudo retrospetivo sobre os resultados da hospitalização e da alta (Fung, 2004), o objetivo da reabilitação precoce é reduzir o nível de incapacidade, o que conduz a melhores resultados a longo prazo para os sobreviventes de AVC. Embora a política hospitalar de dar alta aos sobreviventes de AVC o mais rapidamente possível tivesse como objetivo reduzir a ocupação das camas, esta política pode ter libertado camas, mas também resultou em cuidados menos optimizados por parte da equipa de IRT (por exemplo, menos tempo passado com os especialistas da equipa para melhorar as capacidades de autocuidado). Apesar da pressão para dar alta ao doente o mais rapidamente possível, a tomada de decisão da IRT pode resultar numa estadia hospitalar mais longa para alguns doentes, uma vez que a IRT se esforçou por garantir que o sobrevivente de AVC não recebia alta até estar absolutamente pronto, contribuindo para o bloqueio de camas. Este dilema de decisão foi um tema comum discutido pelos membros da equipa durante as reuniões semanais e entrevistas para este estudo e teve claramente um impacto na tomada de decisão da EIR.

Tanto os administradores como a IRT expressaram frustração com o número limitado de camas para sobreviventes de AVC no hospital e nas unidades de cuidados continuados durante as reuniões semanais. Os dados desta investigação mostram que a tensão entre a escassez de camas para sobreviventes de AVC pós-hospitalares e a pressão da administração hospitalar para libertar camas na unidade de AVC forçou a IRT a dar alta a alguns sobreviventes de AVC para instalações menos adequadas, como casas de família, onde nem o sobrevivente nem os familiares prestadores de cuidados estavam totalmente preparados para este desafio. O investigador observou que, ocasionalmente, a IRT tinha dificuldade em escolher um local de alta quando os serviços ambulatórios ou baseados na comunidade não estavam disponíveis ou eram desconhecidos para uma estadia prolongada.

Os membros da IRT relataram frustração com o seu conhecimento limitado dos recursos existentes na comunidade, o que resultou em "adivinhação" aquando da tomada de decisões. Esta atitude foi evidente nas entrevistas, particularmente com o planeador de alta, que era o responsável final por encontrar recursos comunitários para o sobrevivente de AVC, mas que por vezes desconhecia todas as opções. Esta falta de conhecimento pode dever-se ao facto de o governo da Colúmbia Britânica ter introduzido novas iniciativas para apoiar os idosos nas suas casas, mas não ter informado atempadamente os planeadores de alta sobre os novos programas que poderiam apoiar os sobreviventes de AVC.

Os membros da IRT afirmaram que era necessário mais tempo, dinheiro e apoio para a reabilitação do AVC na comunidade, para que mais sobreviventes pudessem regressar rapidamente a casa. No entanto, o investigador verificou que esta perceção dos serviços baseados na comunidade não era acompanhada pela falta de conhecimento da equipa sobre os serviços disponíveis fora do hospital e pela sua fraca opinião sobre os que eram conhecidos. A escolha do local de alta deveria ter sido bastante simples para aqueles que puderam regressar a casa mais cedo e continuar o tratamento em ambulatório. Terapeutas. As declarações dos membros da IRT pareciam incongruentes, dada a sua relutância em dar alta aos sobreviventes de AVC o mais rapidamente possível e apoiaram as intervenções paternalistas do fisiatra e do coordenador dos cuidados ao doente.

Independentemente de outros factores que influenciaram as decisões da EIR, o investigador observou claramente a falta de camas, a consequente falta de tempo passado com os sobreviventes de AVC e a falta de confiança da EIR nos parceiros da comunidade. Estes factores encorajaram a EIR a tomar decisões que eram paternalistas ou que dependiam de aspectos do sistema hospitalar em vez de dependerem dos próprios sobreviventes de AVC.

7.2.1 Recomendação 1. Este estudo identifica várias oportunidades para melhorar os cuidados no AVC na Colúmbia Britânica, uma vez que *o ambiente mais alargado, como o ambiente hospitalar*, teve um impacto significativo nas decisões de IRT. Melhorar o ambiente poderia melhorar o processo de tomada de decisão e os resultados (Neuman et al., 2010). Já foram efectuadas algumas melhorias na província. Por exemplo, a literatura sobre cuidados em caso de AVC recomendou durante muitos anos a criação de unidades especializadas em AVC nos hospitais, onde os sobreviventes de AVC podem receber o melhor apoio possível de uma equipa de especialistas em reabilitação (Teasell et al., 2008). De acordo com estas recomendações, o sistema de saúde provincial adoptou a Estratégia para o AVC em 2010, que fornece orientações valiosas para o tratamento da doença, enquanto o governo disponibilizou financiamento inicial para apoiar o tratamento na fase de recuperação aguda. No entanto, na altura, foi prestado pouco apoio financeiro, administrativo ou clínico para a fase de recuperação não aguda e de reabilitação. Os sobreviventes de AVC necessitam frequentemente de um longo período de reabilitação após a fase aguda e beneficiam significativamente do tempo passado em instalações de reabilitação especializadas (Harvey, 2010). Para reduzir o "bloqueio de camas" na unidade de AVC e prolongar o precioso tempo de reabilitação no hospital, o financiamento adicional para a reabilitação de AVC na Colúmbia Britânica poderia ser utilizado para disponibilizar mais camas para sobreviventes de AVC pós-agudos que ainda não estão prontos para regressar a casa. O hospital deste estudo tinha uma unidade de convalescença disponível para a IRT, mas esta unidade centrava-se no repouso e na recuperação, e não na reabilitação. Uma vez que a falta de instalações de reabilitação no hospital e o conhecimento limitado da EIR, ou a sua confiança nos serviços disponíveis na comunidade em geral, tiveram uma influência forte e limitativa no processo de tomada de decisão da EIR, a melhoria dos serviços de reabilitação a longo prazo poderia muito bem melhorar este processo.

7.2.2 Recomendação 2: A recomendação anterior pode ser aperfeiçoada na medida em que seja criado um centro de reabilitação especial para o período pós-hospitalar. Esta proposta não é nova. Há provas de que os sobreviventes de AVC que são tratados num centro de reabilitação dedicado regressam à comunidade mais rapidamente do que aqueles que são acomodados em cuidados agudos" (Harvey, 2010, p. 32). De acordo com Fitzpatrick (2008), os cuidados de AVC "orientados para os resultados" são mais bem apoiados por "cuidados de AVC precoces e activos baseados em equipas" (p. 582). Para além disso, de acordo com Teasell et al. (2008), "a admissão em unidades especializadas de reabilitação de AVC, a admissão precoce em unidades de reabilitação de AVC, a terapia intensiva de reabilitação de AVC, a reabilitação específica de tarefas e programas ambulatórios bem equipados" podem reduzir o custo global dos cuidados e o número de altas para instituições de longa duração (p. 592).

Com base neste estudo, a tomada de decisões foi afetada pela escassez de camas, obrigando a IRT a debater-se com a determinação do local e do momento da alta. Conforme observado durante as reuniões semanais, os membros da equipa ficavam claramente frustrados quando sabiam que outro novo sobrevivente de AVC estava noutro local do hospital à espera de uma cama. Por vezes, este conhecimento levava a que os sobreviventes de AVC fossem transferidos da unidade de AVC para outras áreas do hospital. Quando isto acontecia, a frustração dos membros da IRT durante as reuniões semanais era clara para o investigador, quer diretamente através das suas conversas entre si, quer indiretamente através de um silêncio constrangedor. O hospital onde decorreu este estudo tinha uma unidade de reabilitação especializada, mas a administração reclamava frequentemente camas para outros doentes agudos que não tinham sofrido um AVC. Para evitar conflitos de prioridades e de responsabilidades dentro do hospital, os cuidados com o AVC devem ser prestados num departamento de reabilitação específico que não esteja localizado dentro do hospital.

Embora o custo inicial de um hospital de reabilitação deste tipo seja elevado, podem esperar-se ganhos pessoais para os sobreviventes de AVC e uma redução global dos custos hospitalares a longo prazo, em resultado da introdução da IRT. Ao financiar camas adicionais para os sobreviventes de AVC e o aumento associado do tempo de reabilitação, o impacto financeiro nas famílias e nas instituições de longa duração poderá ser reduzido, uma vez que os sobreviventes de AVC poderão atingir o seu nível máximo de funcionalidade antes da alta. Os benefícios a curto prazo devido a restrições orçamentais e a um enfoque na fase aguda dos cuidados num hospital geral podem não beneficiar os sobreviventes de AVC e podem resultar em encargos financeiros a longo prazo para o sobrevivente de AVC, para os seus cuidadores (que podem ter de desistir de um emprego remunerado) e para a província, que tem de apoiar dois indivíduos. Brandon (2013) observou que vários prestadores de cuidados sentem "pressões financeiras ao cuidar de sobreviventes de AVC" (p. 37). De acordo com DeVol, Bedroussian e Charuworn (2007), os prestadores de cuidados sofrem, coletivamente, uma perda média de rendimentos de cerca de 11 milhões de dólares por ano. O IRT teve em conta considerações financeiras ao selecionar um local de alta e envolveu as famílias no processo de reabilitação de cada doente com AVC.

Se existissem hospitais de reabilitação, a tomada de decisões seria menos onerosa para a IRT, uma vez que a equipa poderia escolher entre a alta para casa ou para uma unidade de cuidados continuados sem ter de considerar a possibilidade de ceder uma cama noutra parte do hospital para um sobrevivente de AVC que não pode receber tempo de reabilitação adequado. Um hospital de reabilitação dedicado também poderia levar a uma maior coesão entre os terapeutas de internamento e os terapeutas de ambulatório, uma vez que estes poderiam consultar-se regularmente, em vez de desempenharem funções separadas de terapeuta de internamento da autoridade de saúde e de terapeuta de ambulatório privado.

Em 2014, a organização responsável pela introdução da unidade de AVC no local da investigação anunciou a sua intenção de aumentar o financiamento para a reabilitação do AVC após a fase aguda. De acordo com a British Columbia Stroke Strategy (2010), uma segunda fase do tratamento do AVC deve ser dedicada à reabilitação. Se for este o caso, os administradores hospitalares e os clínicos responsáveis terão de consultar em conjunto para garantir que os hospitais não estão ocupados com sobreviventes de AVC à espera de mais reabilitação (Sutherland & Crump, 2012). Se um novo financiamento proporcionar a oportunidade de desenvolver uma instalação de reabilitação de AVC de última geração, todas as partes interessadas devem estar envolvidas no processo de desenvolvimento para que o projeto seja bem sucedido; se o projeto não for cuidadosamente iniciado, o financiamento não trará os benefícios desejados e o défice global nos cuidados de reabilitação manter-se-á. O processo de tomada de decisão do IRT será indubitavelmente influenciado por tais desenvolvimentos; se for criada uma nova instalação dedicada, os sobreviventes de AVC que necessitem de hospitalização prolongada poderão permanecer nas suas camas. Atualmente, a IRT é forçada a tomar decisões em função da dinâmica de um hospital geral, mas um centro dedicado ao AVC poderia alterar esta situação e permitir que a IRT trabalhasse de forma mais eficiente.

7.3 A equipa

Embora o fisiologista e o coordenador dos cuidados ao doente tenham por vezes interrompido o processo de tomada de decisão para tomar uma decisão paternalista, observou-se que, de um modo geral, esta equipa trabalhou de acordo com os valores e procedimentos de um modelo de tomada de decisão partilhada. Esta EIR poderia servir de modelo para outras equipas interdisciplinares devido à forma como os membros da equipa comunicavam entre si, particularmente na escolha dos objectivos. Isto foi evidente na forma como ouviram ativamente, procuraram obter esclarecimentos uns dos outros e tomaram decisões com base na informação partilhada fornecida pelos membros da equipa. De acordo com Neumann et al. (2010), as EIR que utilizam um modelo de tomada de decisão partilhada são mais eficazes na tomada de decisões do que as que não o fazem. Em particular, as equipas que chegam a acordo sobre metas e objectivos têm mais probabilidades de sucesso na tomada de decisões do que as que não chegam a acordo.

No entanto, a EIR neste estudo nem sempre teve a liberdade de escolher o local e a hora da alta do sobrevivente, especialmente para os doentes que tiveram de ser transferidos para outras enfermarias dentro do hospital devido a bloqueios de camas. Quando os sobreviventes de AVC eram transferidos para camas fora da unidade de AVC, a interação da IRT com estes doentes era reduzida. Isto, por sua vez, levou a uma redução da reabilitação e prolongou o tempo para atingir os objectivos de reabilitação, levando a um atraso na alta para uma unidade de cuidados continuados, em oposição ao desejo de uma alta rápida.

Os membros da EIR também estavam limitados pelo facto de não estarem familiarizados com todas as opções no contexto comunitário. Neumann (2010) também postula que os membros da EIR devem ter a gama adequada de "conhecimentos e competências" em todas as áreas relevantes necessárias para tomar uma decisão (p. 4). Observou-se que esta falta de conhecimento resultou no adiamento da alta para a comunidade até que os sobreviventes de AVC tivessem progredido mais no seu processo de reabilitação e atingido os seus objectivos, ou que os sobreviventes de AVC não regressassem de todo à comunidade e fossem colocados num centro de cuidados continuados.

7.3.1 Recomendação 3: Para maximizar a oportunidade de os sobreviventes de AVC receberem reabilitação na comunidade, a IRT precisa de desenvolver métodos sólidos para investigar os serviços de reabilitação disponíveis na comunidade. Além disso, a IRT precisa de desenvolver relações com estes prestadores de serviços baseados na comunidade para que possam iniciar uma transferência eficiente e eficaz dos sobreviventes de AVC do ambiente hospitalar de internamento. Isto terá um duplo impacto positivo nos sobreviventes de AVC: mais sobreviventes regressarão à comunidade em vez de serem colocados em centros de cuidados prolongados, e haverá mais capacidade para que isso aconteça mais rapidamente do que atualmente.

Os terapeutas em regime de internamento e de ambulatório também poderiam ter a oportunidade de compreender melhor o papel de cada um, talvez através da partilha de informações, para garantir que os terapeutas em regime de internamento estão preparados para dar alta mais cedo aos sobreviventes de AVC para a comunidade. Isto poderia melhorar a tomada de decisões, uma vez que a IRT estaria a par de todos os recursos disponíveis na comunidade. A investigação futura poderia explorar as razões para a desconfiança dos terapeutas em regime de internamento em relação aos terapeutas em regime de ambulatório e aos terapeutas da comunidade e encontrar formas eficazes de criar confiança para garantir o melhor resultado para os doentes. Melhores relações com os parceiros da comunidade poderiam aliviar algumas das preocupações da IRT, especialmente se todas as partes envolvidas concordarem em trabalhar para obter o melhor resultado para o doente com AVC. Nestas condições, a tomada de decisões é holística e inclusiva, oferecendo ao sobrevivente de AVC a oportunidade de ter alta mais cedo para a comunidade.

Os membros da EIR que anteriormente levantaram preocupações sobre o padrão de cuidados prestados pelos prestadores de serviços comunitários podem se beneficiar da revisão da base dessas preocupações para determinar se elas ainda são válidas e baseadas em evidências ou se são baseadas em problemas que não existem mais. Envolver os prestadores de serviços comunitários no planeamento da alta também pode ajudar a reforçar as relações entre a IRT hospitalar e os prestadores de serviços de reabilitação comunitários, aumentando a confiança de que os prestadores de serviços comunitários irão satisfazer as necessidades do sobrevivente de AVC.

Uma possível via para este aumento de conhecimentos poderia ser um membro da IRT investigar os serviços comunitários, estabelecer uma rede de contactos com parceiros de serviços comunitários e manter contactos que seriam úteis para um sobrevivente de AVC que tenha alta para casa e precise de ajuda. A disponibilidade desta informação reduziria o tempo de espera por um serviço comunitário de longa duração e os custos para a família e para o sistema de saúde. Ao mesmo tempo, o IRT familiarizar-se-ia com os terapeutas ambulatórios locais e criaria relações de confiança que permitiriam uma alta mais rápida para casa, reduzindo ainda mais a carga sobre o hospital e as instalações de cuidados prolongados. É necessária uma EIR bem informada sobre as opções de reabilitação para os sobreviventes de AVC para obter resultados de sucesso (Dy & Feldman, 2010). Dy e Feldman acreditam que uma intervenção pós-aguda precoce pode ajudar o sobrevivente de AVC e os seus cuidadores na transição do hospital para casa, conduzindo a um resultado mais bem sucedido.

No entanto, os membros da família e os enfermeiros estavam claramente ausentes das consultas da equipa. O papel da família em relação à participação na equipa é aqui delineado. A influência da família na tomada de decisões é discutida na secção seguinte (7.4). A IRT não atribuiu à família um papel definitivo nas consultas de destino da alta, embora a literatura indique claramente a importância de determinar se os membros da família ou outras pessoas significativas são capazes de prestar cuidados. Esta falta de empenhamento foi observada várias vezes. O risco de uma decisão inadequada sobre o local de alta é o facto de o sobrevivente de AVC não compreender a alteração das suas circunstâncias ou de o prestador de cuidados não dizer "não". Mackenzie e Newby (2008), num estudo sobre a capacidade de tomar decisões sobre o local de alta, descobriram que o nível de cognição do sobrevivente de AVC tinha um impacto no facto de uma equipa multidisciplinar o envolver ou não na tomada de decisões sobre o local de alta. A equipa baseou a sua decisão de inclusão ou exclusão no risco potencial que o sobrevivente de AVC enfrentaria se tivesse alta para casa. Os autores também sugeriram que todos os sobreviventes de AVC com défice cognitivo deveriam ser avaliados quanto à sua capacidade de participar nas decisões que os afectam, pois, caso contrário, os sobreviventes de AVC "podem ser privados da sua liberdade" (p. 1122).

7.3.2 Recomendação 4: A tomada de decisões da IRT fica incompleta sem a participação do sobrevivente de AVC e dos seus familiares ou entes queridos nas reuniões. No mínimo, a IRT poderia tentar envolver o sobrevivente de AVC cognitivamente capaz e um membro da família ou um ente querido designado para garantir que as decisões sobre o local de alta do sobrevivente de AVC são consistentes com os desejos do sobrevivente de AVC. A participação nas reuniões teria um duplo efeito: a IRT estaria sempre informada sobre os desejos do sobrevivente e da família/cuidador relativamente aos seus objectivos; e, em segundo lugar, a realidade da capacidade de reabilitação do sobrevivente de AVC e, por conseguinte, a carga de cuidados a assumir pela família/cuidador, seria claramente articulada para que não houvesse oportunidade para expectativas irrealistas relativamente aos objectivos de reabilitação ou às imensas mudanças envolvidas na assunção de um papel de cuidador. Seria necessário refletir sobre a forma como isto seria praticável, tendo em conta as preocupações gerais com a privacidade do doente, caso se considerasse a TIR para os familiares/sobreviventes de AVC.

Os enfermeiros nem sempre estavam disponíveis para participar nas reuniões semanais, embora tivessem informações úteis sobre a prontidão de cada doente para a alta e a sua dinâmica familiar. Os enfermeiros estavam muitas vezes indisponíveis devido à sua carga de trabalho ou porque o grande número de enfermeiros no hospital (incluindo muitos funcionários temporários e de agências) não estavam familiarizados com a unidade de AVC (Burzotta & Noble, 2011). Sem a participação dos enfermeiros nas reuniões, a eficácia do processo de tomada de decisão ficava comprometida. DeMiris, Washington, Oliver e Wittenberg-Lyles (2008), num estudo sobre o fluxo de informação em equipas interdisciplinares de cuidados paliativos, concluíram que a tomada de decisões pode ser imperfeita quando alguns membros têm "acesso a informação" que não é apresentada durante as reuniões semanais da equipa (p. 6).

A ausência dos enfermeiros nas reuniões da EIR frustrou o coordenador dos cuidados ao doente e outros membros da equipa que reconheciam a sua importância nas decisões de alta. A literatura sobre equipas profissionais sublinha a importância da comunicação entre todas as partes interessadas; um bom trabalho de equipa envolve todos os membros da equipa (Behm & Gray, 2012). A falta de informações importantes, exactas e actualizadas prejudica significativamente a tomada de decisões (DeMiris et al., 2008).

7.3.3 Recomendação 5 O tempo para participar nas reuniões da IRT é colocado em quarentena como parte da rotação na unidade dedicada ao AVC. Para que a equipa trabalhe de forma eficiente e eficaz, todos os membros precisam de tempo para participar nas reuniões. As equipas eficazes exigem que todos os membros estejam presentes e dispostos a aceitar ideias diferentes das suas (Kuziemsky, Borycki, Purkis, Black, Boyle, Cloutier-Fisher...2009). De acordo com DeMiris et al (2008), a tomada de decisão só é eficaz se o IRT tiver informação sobre todos os aspectos do sobrevivente de AVC quando seleciona o local de alta. Por outro lado, os autores afirmam que a tomada de decisão pode ser incorrecta se faltarem informações importantes que possam ser relevantes para o sucesso da decisão sobre o local de alta

Dadas as caraterísticas da IRT neste estudo, foram identificadas várias oportunidades para melhorar a eficácia da sua tomada de decisões. A IRT deste estudo era nova e não dispunha de um modelo claro para orientar a sua evolução para um órgão de tomada de decisões maduro e confiante. O facto de ser nova deu-lhe a oportunidade de desenvolver as suas próprias práticas de tomada de decisões. Em conjunto, as recomendações para a equipa podem contribuir para um melhor resultado para o sobrevivente e a sua família.

7.4 O doente e a família

No seu estudo sobre cuidados paliativos e sobreviventes de AVC, Dy e Feldman (2012) descobriram que, à medida que o sobrevivente aprende a participar como membro da equipa, aprende os papéis dos outros membros da equipa e compreende quais os recursos disponíveis, a capacidade do sobrevivente para tomar decisões aumenta. Dois factores-chave estão incluídos na questão de como o sobrevivente de AVC e a família podem influenciar a decisão sobre o local de alta. O primeiro fator é se o doente e a família são capazes de continuar a viver em casa sozinhos, e o segundo fator é o grau de envolvimento do doente e da família no processo de tomada de decisão. Relativamente ao primeiro fator, a literatura é clara quanto ao facto de os membros da família poderem ajudar na recuperação em casa. De acordo com a Heart Healthy Women (2013), num estudo sobre apoio social e recuperação de AVC realizado com 313 sobreviventes de AVC, os sobreviventes de AVC que foram apoiados por membros da família tiveram uma maior probabilidade de ter alta para casa em vez de irem para um centro de cuidados continuados, e os sobreviventes de AVC que foram apoiados pela família tiveram melhores resultados funcionais após o AVC.

Uma vez que, de acordo com a literatura, a maioria dos sobreviventes de AVC necessita de cuidados prolongados, seja em casa ou numa unidade de cuidados prolongados, os amigos e a família devem ser incluídos nos planos de alta hospitalar, uma vez que se tornarão os principais prestadores de cuidados quando o sobrevivente de AVC regressar a casa (McCullough et al., 2005). Os membros da família devem ser envolvidos nas decisões do IRT sobre cuidados, objectivos e local de alta para criar uma transição suave para o sobrevivente sair do hospital (Lutz, 2004). Ao participarem nas reuniões semanais da EIR, as famílias podem sentir-se com poder para expressar as suas preocupações. Ao mesmo tempo, podem aprender sobre os objectivos e procedimentos de reabilitação para o doente com AVC.

Neste estudo, os sobreviventes de AVC estiveram no centro da decisão sobre o local de alta, particularmente o seu nível de função física e cognitiva após a fase aguda da reabilitação. No entanto, por vezes, os sobreviventes de AVC tinham alta para um centro de cuidados continuados com uma unidade de convalescença para continuar a reabilitação até que um familiar ou amigo os pudesse receber em casa. Isto acontecia após um longo período de reabilitação ou após uma longa remodelação da casa da família para acomodar as necessidades físicas do doente com AVC.

Os problemas surgiram quando o sobrevivente de AVC queria regressar à sua vida anterior ao AVC, mas era fisicamente incapaz de o fazer, ou quando as famílias não se sentiam capazes de assumir o papel e a responsabilidade de prestador de cuidados. Nestes casos, o IRT tinha de ser honesto com o sobrevivente de AVC sobre as suas capacidades funcionais actuais e o seu potencial para recuperar as capacidades anteriores ao AVC. Foi necessário muito tato e diplomacia para discutir estas questões com indivíduos que não tinham consciência dos seus défices funcionais e com familiares que não eram emocional, física ou financeiramente capazes de se tornarem o principal prestador de cuidados. As discussões eram particularmente difíceis se o sobrevivente de AVC estivesse totalmente empregado na altura do insulto cerebral e contribuísse com um rendimento completo para o agregado familiar. A família pode ter perdido a sua principal fonte de rendimento, deixando o cônjuge a assumir o pagamento da hipoteca ou as responsabilidades parentais. As famílias com dois rendimentos não estão mais seguras, uma vez que têm frequentemente um compromisso financeiro mais elevado e a perda de um rendimento pode afetar o estilo de vida ou exigir uma mudança para uma casa mais pequena.

7.4.1 Recomendação 6: Uma referência clara ao papel da família na IRT e nas suas decisões ajudaria os membros da equipa e os familiares dos sobreviventes de AVC. Uma vez que, neste estudo, a EIR não envolveu regularmente o sobrevivente ou a sua família nas suas deliberações, existe uma oportunidade para o fazer. Para garantir um processo eficaz, a IRT deve articular claramente os papéis e funções dos familiares cuidadores para garantir que todos os clínicos têm as mesmas expectativas em relação a eles quando discutem se um sobrevivente de AVC deve ser enviado para casa (Mitchell, 2009). Sem expectativas claras, os membros da IRT podem cometer erros quando discutem os cuidadores familiares. Além disso, orientações claras ajudam os sobreviventes de AVC e as suas famílias a compreender o AVC, o curso provável do processo de reabilitação e a capacidade do sobrevivente para ser independente (Mitchell, 2009).

Quando os familiares e os sobreviventes de AVC fazem parte do IRT, a sua compreensão do processo de reabilitação pode ser avaliada como parte da decisão de alta (Fung, 2004). Sem diretrizes claras para o prestador de cuidados, os membros da família podem assumir o papel sem compreenderem totalmente os requisitos e os sobreviventes de AVC podem não compreender a alteração das relações, o tempo e os custos financeiros do apoio ou a necessidade de alterações físicas em casa (Hakkennes, et al., 2011). Para que os membros da família possam prestar um apoio significativo ao sobrevivente de AVC, devem participar ativamente em todas as fases do plano de cuidados e estar cientes dos objectivos de reabilitação definidos pelo IRT (McClain, 2005). A família deve ser envolvida no trabalho do terapeuta e orientada ao longo do processo de aprendizagem de como lidar com o sobrevivente de AVC que mudou em relação ao que era antes do AVC, em preparação para o regresso a casa. Fornecer conhecimento, prática e encorajamento aos amigos e membros da família capazes é fundamental para a alta precoce do sobrevivente de AVC para casa (Ling, 2004). O envolvimento efetivo da família e dos sobreviventes de AVC nas reuniões semanais da equipa pode ser outra área a investigar.

7.5 Pontos fortes e limitações

A principal força deste estudo foi a escolha do método etnográfico. Neste caso, a etnografia provou ser adequada para responder às questões de investigação colocadas neste estudo. Proporcionou ao investigador a oportunidade de observar em primeira mão as nuances subtis dos membros individuais da equipa enquanto trabalhavam para tomar decisões para o sobrevivente de AVC e, depois, de autenticar essas observações através de entrevistas individuais em que os participantes observados puderam confirmar o significado que o investigador atribuiu às suas observações. As notas de campo, as gravações áudio das reuniões de equipa e as gravações áudio das entrevistas individuais forneceram dados adequados para responder à(s) questão(ões) de investigação, fornecendo uma descrição rica e densa de uma cultura que tinha sido anteriormente descrita de forma inadequada.

Não só o método escolhido foi adequado para descrever o IRT, como também as observações e a subsequente análise temática forneceram ao investigador provas suficientes para fazer recomendações para investigação futura, formas de melhorar os serviços do IRT e de expandir os serviços para sobreviventes de AVC na comunidade.

As limitações deste estudo começam pela entrevista única. Um maior número de entrevistas com cada membro da equipa poderia ter clarificado o significado que atribuíram aos incidentes durante as reuniões da equipa. Do mesmo modo, a realização de mais do que uma entrevista poderia ter resultado em respostas mais sinceras, à medida que os membros da equipa de investigação se familiarizavam cada vez mais com o investigador. Uma segunda entrevista também teria dado a cada membro da equipa mais tempo para refletir sobre as perguntas feitas na primeira entrevista e acrescentar informações adicionais. O investigador também poderia ter-se baseado nas respostas dos participantes durante a primeira entrevista, o que, por sua vez, poderia ter conduzido a respostas mais ponderadas ou instigantes.

Uma gravação em vídeo das sessões teria permitido uma observação contínua e repetida das interações e do comportamento dos membros da equipa durante as consultas. A investigadora também poderia ter utilizado as gravações de vídeo para rever as suas notas de campo, a fim de determinar se estas captavam com exatidão todas as interações e comportamentos dos membros da equipa de investigação durante as sessões. Isto teria permitido ao investigador confirmar quaisquer dúvidas que tivesse ao determinar os temas ou ao analisar os dados. As gravações de vídeo foram consideradas para este estudo, mas o comité de ética da British Columbia considerou-as mais invasivas do que a observação não participante e negou a aprovação para a sua utilização.

A presença de uma investigadora que não fazia parte da equipa não pode ser ignorada como uma limitação. Independentemente de os membros da equipa se sentirem à vontade com a sua presença, não se pode ter a certeza de que as deliberações da IRT tenham sido distorcidas pela sua presença. Embora a investigadora tenha feito todos os esforços para não interferir, não é possível medir com exatidão a influência de um observador no comportamento dos outros ou determinar plenamente se os comportamentos e interações observados pela equipa de investigação foram genuínos ou alterados pela sua simples presença. O fenómeno de o investigador alterar a cultura em que a observação foi realizada está bem documentado na literatura etnográfica e antropológica. Não pode ser excluído como uma possível limitação desta investigação.

Este estudo foi também limitado pelo facto de se referir a um local de investigação e a uma EIR; outras equipas podem comportar-se de forma diferente e considerar informações diferentes ao tomar decisões. Por conseguinte, não é possível generalizar para equipas de outros locais, uma vez que os parâmetros dos processos de tomada de decisão noutros locais podem ser diferentes. Também não é possível generalizar para outras EIR, uma vez que a sua composição pode ser diferente. Por exemplo, noutras EIR, os enfermeiros, os sobreviventes de AVC ou as famílias podem participar nas reuniões semanais. Personalidades diferentes em equipas diferentes podem conduzir a resultados muito diferentes dos observados no presente estudo. No entanto, as comparações com as EIR noutros países podem fornecer informações úteis que ajudariam a generalizar os resultados deste estudo para além de um único local de investigação.

7.6 Conclusão

A população idosa do Canadá continuará a aumentar proporcionalmente durante muitos anos. O acidente vascular cerebral continuará a ser um problema médico que exige um longo período de recuperação, se é que há recuperação. Mesmo sem qualquer intervenção, os cuidados com o AVC continuam a impor custos financeiros elevados aos indivíduos e ao sistema de saúde pública do Canadá e da província da Colúmbia Britânica. As unidades dedicadas ao AVC em todo o Canadá reduziram o custo dos cuidados prestados aos sobreviventes de AVC, em parte através da utilização de equipas de reabilitação integradas que garantem que os sobreviventes recebem o melhor destino de alta possível. De acordo com dados de 2012 do Instituto Canadiano de Informação sobre Saúde, a nova unidade de AVC do hospital onde este estudo foi realizado ficou classificada entre os 4% melhores a nível nacional em termos de eficácia dos cuidados no domínio do AVC, medidos pelas taxas de mortalidade e de readmissão.

Resta saber se a iniciativa para melhorar o financiamento dos cuidados de saúde no domínio do AVC irá continuar e se a IRT, que foi incumbida de assegurar o êxito do novo modelo de cuidados, receberá o apoio administrativo e financeiro necessário para manter a sua dinâmica. Este estudo demonstrou que a utilização de terapeutas é limitada, tanto em ambulatório como na comunidade. Foram identificadas formas de o serviço de saúde definir os serviços disponíveis. Uma vez feito isso, cabe à administração e aos pagadores decidir como esses serviços devem ser utilizados. Isto, por sua vez, poderá abrir novas oportunidades para o IRT medir o sucesso da reabilitação dos sobreviventes de AVC e reduzir os tempos de espera na alta.

Além disso, este estudo demonstrou que pode ser útil considerar os benefícios da integração de todos os serviços de reabilitação disponíveis no hospital e na comunidade numa única unidade capaz de apoiar os sobreviventes de AVC à medida que progridem nas várias fases dos cuidados, desde a admissão hospitalar até à alta e colocação a longo prazo. Se estas transições forem suaves, os hospitais, incluindo o do presente estudo, podem dar alta aos sobreviventes de AVC para casa mais cedo e disponibilizar camas para novos doentes.

Por último, o estudo apoia os resultados de investigações anteriores no que respeita ao profundo impacto do envolvimento da família no doente. A oportunidade de os membros da família fazerem parte da EIR é uma construção importante a considerar. O envolvimento precoce e regular da família como membro da equipa de intervenção iria mergulhá-la imediatamente no papel de prestador de cuidados, para que se sinta apoiada e saiba onde começa o seu novo papel. A forma como isto é possível dentro do modelo atual, em que vários sobreviventes de AVC são discutidos em cada reunião da IRT, terá de ser cuidadosamente considerada e organizada. Um impacto secundário desta inclusão seria a investigação futura explorar o papel dos familiares prestadores de cuidados no apoio à reabilitação. Esta investigação adicional tem o potencial de facilitar um maior investimento na reabilitação do AVC, iniciado no âmbito da British Columbia Stroke Strategy, e de proporcionar às partes interessadas um interesse contínuo nos cuidados e no tratamento do AVC.

A descrição do conhecimento tácito que os membros da IRT possuem coletivamente, não só em relação aos cuidados com o AVC e à tomada de decisões sobre o destino mais adequado para os sobreviventes de AVC, mas também em relação ao seu trabalho no seio de uma equipa interdisciplinar, é a descoberta mais importante desta investigação. A partilha deste conhecimento tem o potencial de provocar mudanças organizacionais no sistema de saúde canadiano.

Referências

Acello, B., (2006). Competências avançadas para profissionais de saúde (2.ª ed.). Stamford CT: Cengage.

Addo, J., Ayerbe, L., Mohan, K. M., Crichton, S., Sheldenkar, Chen, R.,... McKevitt, C. (2012). Estatuto socioeconómico e AVC: uma revisão actualizada. *Stroke, 43,* 1186-1191. doi: 10.1161/STROKEAHA.111.63973

Allen, R. S., DeLaine, S. R., Chaplin, W. F., et al. (2003). Advance care planning in nursing homes: Correlates of capacity and possession of advance directives. *The Gerontologist, 43,* 309-317.

Atkinson, P., Coffey, A., & Delamont, S., (2007). Handbook of ethnography: Context and method (Manual de etnografia: contexto e método). *Journal of Anthropologica vol 46(2)298*

Atkinson, P. (2007). *Handbook of Ethnography (Manual de Etnografia).* Sage Publications, *ISBN1412946061*

Governo federal australiano (2014). *Lei sobre os cuidados aos idosos (viver mais tempo e viver melhor) de 2013.*

Baker, C., Wuest, J., & Stern, P. N. (1992). Method drag: The example of grounded theory/phenomenology. *Journal of Advanced Nursing, 17,* 1355-1360.

Baker, K. A. (2010). A qualidade de vida dos receptores de fígado após o transplante. *Journal of Nursing and Health care of Chronic Illness, 2*(1), 41-50. doi:10.1111/j.1752_9824.2010.01046x

Banks, P. (2004). O processo de alta hospitalar para pacientes médicos: um modelo. *Journal of advanced Nursing Practice* 46(5) 496-505. doi: 10:1111/j.1365-2648.2004.03023.x

Barnard, R., Cruice, M., & Playford, E.D. (2010). Estratégias de luta pela acessibilidade durante a definição de objectivos em reabilitação. *Investigação Qualitativa em Saúde,* 20(2), 239-250.doi:10.1177/1049732309358327.PMID:20065307.

Bauman, L.J., Adair, E.G., (1992). The use of ethnographic interviewing to inform survey construction.*Health Education Quarterly* 19:9-23

Baxter, S. K., & Brumfitt, S. M. (2008). Diferenças profissionais no trabalho interprofissional. *Journal of Interprofessional Care, 22,* 239251. doi: 10.1080/13561820802054655

Becker, G., & Kaufman, S. R. (1995). Enfrentar uma doença incerta, o curso de vida na velhice: a visão dos doentes e dos médicos sobre o AVC. *Medical Anthropology Quarterly, 9,* 165-167. doi: 10.1525/maq.1995.9.2.02a00040

Behm, J., & Gray, N. (2012). Equipas interdisciplinares de reabilitação. Em K. Mauk (Ed.), *Rehabilitation nursing* (Enfermagem de reabilitação) (pp. 51-62). Burlington, MA: Jones & Bartlet Learning.

Blumer, H. (1969). *Symbolic interactionism.* Englewood Cliffs, NJ: Prentice Hall.

Bokhour, B. (2006). Comunicação em reuniões de equipas interdisciplinares: Do que estamos a falar? *Journal of Interprofessional Care, 20,* 349-363. doi: 10.1080/13561820600727205

Booth, J., & Hewison, A. (2002). Uma sobreposição de funções entre a terapia ocupacional e a fisioterapia na reabilitação de AVC em regime de internamento: Um estudo exploratório. *Journal of Interprofessional Care, 16*, 31-40. doi: 10.1080/13561820220104140

Boyle, J.S.. (1999). Enfermagem transcultural no ano 2000: Algumas reflexões e observações. *Jornal de Enfermagem Transcultural 10(1):8*

Boyle, J. S. (1994). Styles of ethnography. Em Morse J.M. (ED) Critical issues in qualitative research methods. Sage Publications London 159185.

Brandon, I. L. (2013). Aliviando o fardo dos cuidadores familiares. *Nursing 2014, 43*(8), 36-42. doi: 10.1097/01.NURSE.0000432098.08196.8d

Briley, D. (2007). The effects of culture on decision making and judgement (Os efeitos da cultura na tomada de decisões e no julgamento). *Research Frontiers: Newsletter of the Research Grants Council of*
Hong   Kong,   China,   13.   Disponível   em http://www.ugc.edu.hk/rgc/rgcnews13/west/07.htm

Brill, N. I. (1976). *Teamwork: Collaboration in human services*. Philadelphia, PA: J. B. Lippincott.

British Columbia Stroke Strategy (2010). *Plano de ação provincial para o AVC*. (n.p.): Fundação para o Coração e o AVC da Colômbia Britânica e do Yukon. Obtido de http://www.bcstrokestrategy.ca/documents/ProvincialStrokeActionPla nAppendixA.pdf

Brittain, K. R., Peet, S. M., & Castelden, C. M. (1998). Stroke and incontinence. *Stroke, 29*, 524-528. doi: 10.1161/01.STR.29.2.524

Broaden, N., & Leaviss, J. (2000). Putting teamwork into context. *Medical Education, 34*, 921-927. doi: 10.1046/j.1365-2923.2000.00794.x

Broadbeck,F.C., Kirchreiter, C., Majzisch, A., Schultz-Hardt, A. (2007). Condições de decisão em grupo do conhecimento distribuído: The mode of information asymmetry. Academy of Management. ISSN 03637425.

Brown, M. (2008). Ajudar filhos adultos jovens com traumatismo crânio-encefálico: The Life-World of Mothers. *Qual Health Res* 18(8) 10621074. doi: 10.1177/1049732308320111

Bucki B., Spitz E., Baumann M., (2012). Cuidar de uma vítima de AVC: As reacções emocionais de cuidadores masculinos e femininos. *Sante Publique* 24(2):143-56.

Burzotta, L., & Noble, H. (2011). As dimensões da prática interprofissional. *British Journal of Nursing, 20*, 310-315. Recuperado de http://www.internurse.com/cgi-bin/go.pl/library/article.cgi?uid=82543;article=BJN_20_5_310_315;fo rmat=pdf

Canada Health Act (R.S.C., 1985, c. C-6).

Estratégia canadiana para o AVC. (2006). *Canadian best practice recommendations for stroke care (Recomendações canadianas de boas práticas para cuidados de AVC)*. Ottawa, ON: The Canadian Stroke
Estratégia. Obtido em http://www.strokecenter.org/wp- content/uploads/2011/08 /CSSManualENG_WEB_Sept07.pdf

Modelo canadiano de estratégia de AVC para a transição de cuidados. (2012). Obtido de strokebestpractice.ca/wp-content.uploads/2010/12/csn_chart...

Cashman, S., Reidy, P., Cody, K., Lemay, C. (2004). Desenvolver e medir o progresso em direção a equipas de cuidados de saúde colaborativas, integradas e interdisciplinares. *Journal   of   Interprofessional   Care,18*,   183-196. doi:10.1080/13561820410001686936

Cecil, R., Parahoo, K., Thompson, K., McCaughan, E., Power, M. (2010). O trabalho árduo começa agora: uma visão da vida dos prestadores de cuidados que sobreviveram a um AVC numa comunidade residencial. *Journal of Clinical Nursing, 20*, 1723-1730. doi: 10.1111/j.1365-2702.2010.03400.x

Charles, C., Gafini, A., & Whelan, T. (1997). Tomada de decisão partilhada no encontro médico: O que significa? (Ou são precisos pelo menos dois). *Social Science & Medicine, 44*, 681-92. doi: 10.1016/S0277- 9536(96)00221-3

Chenail, R. J. (1995). A apresentação de dados qualitativos. *The Qualitative Report, 2*(3), 1-8. Obtido em http://www.nova.edu/ssss/QR/QR2-3/apresentação.html

Cordery, J. L., & Wall, T. D. (1985). Design de trabalho na prática de supervisão: Um modelo de relações humanas. *Interprofessional Care, 38*, 425-440. doi: 10.1177/001872678503800503

Coombs, U.E. (2007). Spousal care of stroke survivors. *Journal of Neuroscience Nursing* 39(2):112-119.

Covinsky, K.E., Palmer, R.M., Fortinsky, R.H., Counsell, S.R., Stewat. A.L., Kresevic, D., Burant, C.J., Landefell, C.S.,(203. Loss of independence inactivities of daily living in older adults hospitalised with medical illness: Increased vulnerability with age. Journal of America Science, 51(4)451-8. ISSN: 0002-8614

Clarke , J.N., & Ingram, H.M. (2010) A Founder: Aaron Wildavsky and the study of public policy. *Policy StudiesOrganisation.* doi: 10.1111/j.1541-0072.2010.00374.x

Creswell, J. W. (2009). Research design: Qualitative, quantitative, and mixed methods approaches. Sage publications Inc. ISBN:9781452226101

Cummings, T. G. (1978). Grupos de trabalho auto-regulados: A socio-technical synthesis. *Academy Management Review, 3*, 625-634. Obtido em http://www.jstor.org/stable/257551

Davies, C.O., Wax, P.M., (1996) Rhabdomyolysis: critical decisions in emergency medicine. *American College of Emergency Physicians* 711.

Deber, R. B., Kratchmer, N., Urowitz, S., & Sharpe N. (2007). Será que as pessoas querem ser pacientes autónomos: Preferred roles in decision making in different patient populations. *Health Expectations, 10*, 24858. doi: 10.1111/j.1369-7625.2007. 00441.x

Demchuk, A. M., Bal, S. (2012). Terapia trombolítica para AVC isquémico agudo: o que podemos fazer para melhorar os resultados? *Drugs, 72*, 1833-45. doi: 10.2165/11635740-000000000-00000

DeMiris, G., Washington, K., Oliver, D. P., & Wittenberg-Lyles, E. A. (2008). Um estudo do fluxo de informação em reuniões interdisciplinares da equipa de cuidados paliativos. *Journal of Interprofessional Care* 22(6), 621-629. doi: 10.1080/13561820802380027

Denzin, N. (1997). *Etnografia interpretativa.* Thousand Oakes, CA: Sage.

Desphande, R. (1983). Paradigmas sobre a teoria e o método na investigação sobre a natureza dos paradigmas científicos. *Journal of Marketing, 47*, 101-110.

DeVol, R., & Bedroussian, A. (2007). *An unhealthy America: The economic burden of chronic disease.* Santa Monica, CA: Milken Institute. Retrieved from http://www.milkeninstitute.org/pdf/chronic_disease_report.pdf

Donovan, N.J., Kendall, L., Heaton, S.C., Sooyeon, K., Velozo, S.A., Duncan,P.W. (2008). Conceptualização da cognição funcional no AVC. *Jornal de*

Neuroreabilitação e Neuroreparação 22(2):122-35

Doolittle, N. (1988). Stroke recovery: review of the literature and suggestions for future research. *Journal of Neuroscience Nursing, 20*, 169-173. Obtido de http://journals.lww.com/jnnonline/toc/1988/06000

Dowswell, G., Lawler, J., Dowswell, T., Young, J., Forster, A., & Hearn, J. (2000). Exploring recovery after stroke: A qualitative study. *Journal of Clinical Nursing, 9*, 507-515. doi: 10.1046/j.1365- 2702.2000.00411.x

Druskat, V. U., & Wheeler, J. V. (2003). Managing from the boundary: The effective leadership of self-managing work teams. *Academy of Management Journal, 46*, 435-457. Obtido de http://www.jstor.org/stable/30040637

Duncan, P. W., Zarowitz, R., Bates, B. B., Choi, J. Y., Glasberg, J. J., Graham, G. D., Katz, R. C., Lamberty, K., & Reter, D. (2005). Management of stroke rehabilitation care for adults: A guide for clinical practice. *Journal of Gerontology, 36*, 100-143. doi: 10.1161/ 01.STR.0000180861.54180.FF

Dy, S. M., & Feldman, D. R. (2012). Cuidados paliativos e reabilitação para sobreviventes de AVC: Gerir sintomas angustiantes, maximizar a função. *Journal of General Internal Medicine 27*(7), 760-62. doi: 10.1007/s11606-012-2054-0

Edison,T., (1903), citado em: O Feiticeiro em Newark Advocate

Edwards, A., & Elwyn, G. (Eds.). (2001). *Escolha do paciente baseada em evidências: Inevitable or impossible?* Oxford, Reino Unido: Oxford University Press.

Ellis-Hill, C., & Horn, S. (2000). Changing identity and self-concept: A new theoretical approach to recovery after stroke. *Clinical Rehabilitation, 14*, 279-287. doi: 10.1191/026921500671231410

Emerson, M., Fretz, I., & Shaw, L. (1995). *Writing ethnographic field notes*. Chicago, IL: The University of Chicago Press.

Emmons, R.A., (1996). Esforço e sentimento: Personal goals and subjective well-being. Em M. Gollwitzer & J. A. Bargh (Eds.), *The psychology of action: Linking cognition and motivation to behaviour* (pp. 313-337). Nova Iorque, NY: Guilford Press.

Eustice, C., (2014). O que são os fisiologistas. arthritis.about.com/od/buildyyourhealthcareteam/a/physiatristhtm

Fetterman, D. (1998). *Ethnography* (2ª ed.). Thousand Oaks, CA: Sage.

Fitzpatrick, M., & Dawber, S. (2008). Melhores práticas na gestão do AVC: Effective transfer of care from hospital to the community. *British Journal of Neuroscience Nursing, 4*, 582-587. Obtido em https://www.internurse.com/cgi-bin/go.pl/library/article.cgi?uid=31971;article=BJNN_4_12_582_587; format=

Frank, M., Conzelmann, M., & Engelter, S. (2010). Predicting discharge destination after neurological rehabilitation in stroke patients. *European Neurology, 63*, 227-233. doi: 10.1159/000279491

Fraser, C. (1999). A experiência de transição de uma filha que sobreviveu a um AVC. *Journal of Neuroscience Nursing, 31*, 9-16. Obtido de http://journals.lww.com/jnnonline/Abstract/1999/02000/The_Experien ce_of_transition_for_a_daughter.2.aspx

Fredrich, M., Gittler, G., Halberstadt, Y., Cermark, T., & Heiller, I. (1998). Programa combinado de exercício e motivação: efeitos sobre o cumprimento e o grau de incapacidade em pacientes com dor lombar crónica: um ensaio controlado aleatório. *Archives of Physical Medicine and Rehabilitation, 79*, 475-487, PII: S0003-9993(98)90059-4

Fung, M. L. (2004). Stroke rehabilitation: predicting length of inpatient stay and discharge location. *Hong Kong Journal of Occupational Therapy, 14*, 3-11. doi:10.1016/S1569-1861(09)70023-3

Gagnon, D., Nadeau, S., & Tam, V. (2005). Clinical and administrative outcomes during publicly funded inpatient stroke rehabilitation based on a case-mix group classification model. *Journal of Rehabilitative Medicine, 37*, 45-52. doi: 10.1080/16501970410015055

Galobardes, B., Smith, G. D., & Lynch, J. W. (2006). Systematic review of the influence of childhood socioeconomic circumstances on the risk of cardiovascular disease in adulthood. *Annals of Epidemiology, 16*, 91104. doi: 10.1016/j.annepidem.2005.06.053

Geertz, C. (2000). *The interpretation of cultures: selected essays*. Nova Iorque, NY: Basic Books. (A obra original foi publicada em 1973)

Gibbon, B., Watkins, C., Barer, D., Waters, K., Davies, S., Lightbody, L., & Leathley, M. (2002). Can staff attitudes to teamwork in stroke care be improved? *Journal of Advanced Nursing, 40*, 105-111. doi: 10.1046/j.1365-2648.2002.02345.x

Goldacre, M. J., Roberts, S. E., & Yeates, D. (2002). Mortalidade após hospitalização com fratura do colo do fémur: estudo de base de dados. *BMJ, 325*, 868. doi: http://dx.doi.org/10.1136/bmj.325.7369.868

Grahn, B., Ekdahl, C., & Borquist, L. (2000). Motivation as a predictor of changes in quality of life and work ability in multidisciplinary rehabilitation. *Disability and Rehabilitation, 22*, 639-654. doi: 10.1080/096382800445443

Griffith, C. H., Wilson, J. F., Desai, N. S., & Rich, E. C. (1997). Does the experience of paediatric house staff influence tests ordered for infants in the neonatal intensive care unit? *Critical Care Medicine, 25*(4), 704709. PMID: 9142039

Griffith, R., & Tengnah, C. (2013). Tomada de decisão partilhada: os prestadores de cuidados devem respeitar a autonomia em vez do paternalismo. *British Journal of Community Nursing, 18*, 303-306. Obtido em http://www.internurse.com/cgi-bin/go.pl/library/article.cgi?uid=99043;article=BJCN_18_6_303_306; format=pdf

Grol, R. (2001). Sucessos e fracassos na implementação de diretrizes de prática clínica baseadas em provas. *Journal of Medical Care* 39(suppl 2):1146-54. www.ncbi.nlm.nih.gov/pubmed/11583121

Grumbach, K., & Bodenheimer, T. (2004). Can health care teams improve primary care practice? *Journal of the American Medical Association, 291*, 1246- 1251. doi: 10.1001/jama.291.10.1246

Gubrim J.F., & Holstein, J.A. (2002). Handbook of interview research: Context and method.Sage Publications

Guba, E. G., & Lincoln, Y. S. (1994). Paradigmas concorrentes na investigação qualitativa. Em N. K. Denzin & Y. S. Lincoln (Eds.), *Handbook of qualitative research* (pp. 105-117). Londres: Sage.

Hackman, J. R. (1986). *The design and management of work teams*. Alexandria, VA: Centro de Informação Técnica de Defesa.

Hafsteindottir, T., & Grypdonk, M. (1997). Ser um doente de AVC: A review of the literature. *Journal of Advance Nursing, 26*, 580-588. doi: 10.1046/j.1365-2648.1997.t01-19-00999.x

Hakkennes, S., Brock, K., & Hill, K. (2011). Seleção para reabilitação em regime de internamento após AVC agudo: Uma revisão sistemática da literatura. *Archives of Physical Medicine and Rehabilitation, 92*, 2057-2070. doi: 10.1016/j.apmr.2011.07.189

Hartigan, I., & McCauley, C. (2012). Goal setting in stroke rehabilitation: Part 1. *British Journal of Neuroscience Nursing, 8*, 65-69. Retrieved from http://www.internurse.com/cgi-.bin/go.pl/library/abstract.html?uid=91165

Harvey, R. L. (2010). Inpatient Rehab Facilities Benefit Post Stroke Care, *Journal of Managed* CareHeadrick, L. A., Wilcock, P. M., & Batalden, P. B. (1998). Interprofessional working and continuing medical education. *BMJ, 316*, 771-774. doi: 10.1136/bmj.316.7133.771

Haskins, A.R., Hinton, K.A.,(2009). Questões Éticas na Reabilitação Geriátrica: Uma Abordagem Culturalmente Competente. *Tópicos em Reabilitação Geriátrica 25(4):311-319 doi:0.1097/TGR.0b0131bdd6e4*

Heart and Stroke Foundation of Canada (2003). The growing burden of heart disease and stroke in Canada (O peso crescente da doença cardíaca e do AVC no Canadá). Retirado de www.heartandstroke.on.ca/site/c.pv131/e/b.3581583/k.be4c/home

Fundação do Coração e Acidente Vascular Cerebral do Canadá (2012). Tracking heart disease and stroke in Canada [Acompanhamento das doenças cardíacas e dos acidentes vasculares cerebrais no Canadá]. Ottawa, ON: Autor. Recuperado de http://www.phac-aspc.gc.ca/cd-mc/cvd-mcv/sh-fs-2011/index-eng.php

Heart and Stroke Foundation of Canada (2013). Relatório anual: New day, fresh hope: Together we're creating survivors (Novo dia, nova esperança: juntos estamos a criar sobreviventes). Ottawa, ON: Autor. Obti do de http://www.heartandstroke.on.ca/site/c.pvI3IeNWJwE/b.3582083/k.6 ECF/2013_Annual_Report.htm

Heart Healthy Women (2013). Guia para o apoio social: O que é o apoio social. recuperado de http://www.hearthealthywomen.org/treatment-and-recovery/treas...

Henneman, E. A., Lee, J. L., & Cohen, J. L. (1995). Collaboration: a concetual analysis. *Journal of Advanced Nursing, 21*, 103-109.

Heritage, J., & Maynard, D. (2006). Introduction. Em J. Heritage & D. Maynard (Eds.), *Communication in medical care: Interactions between primary care physicians and patients* (pp. 1-21). Nova Iorque, NY: Cambridge University Press.

Holliday, R. C., Ballinger, C., & Playford, E. D. (2007). Definição de objectivos na reabilitação neurológica: Perspectivas dos doentes. *Disability & Rehabilitation, 29*: 389-94. doi:10.1080/09638280600841117

Howkins, E., & Ewan, A. (1999). How students experience their professional socialisation. *International Journal of Nursing Research, 35*, 41-49, PII: S0020-7489(98)00055-8

Jansen, I., Murphy, J., Rehnby, N., & Boudreau, D. (2009). Residential long-term care in Canada: Our vision for better seniors' care. Ottawa, ON: União Canadiana dos Funcionários Públicos. Disponível em http://archive.cupe.ca/updir/CUPE-long-term-care-seniors-care- vision.pdf

Jette, D. U., Grover, L., & Keck, C. P. (2003). A qualitative study of clinical decision making in recommending discharge from acute care. *Journal of Physiotherapy, 83*, 224-236. Obtido em http://ptjournal.apta.org/content/83/3/224.full

Joubert J., Prentice, L., Moulin, T., Liaw, S-T., Joubert, L., Preux, P-M., ... McLean, A. (2008). Acidente vascular cerebral em zonas rurais e pequenas comunidades. *Stroke 39*(6), 1920-1928. doi: 10.1161/STROKEAHA.107.501643

Kalra, L., & Langhorne, P. (2007). Facilitating recovery: evidence for organised stroke care. *Journal of Rehabilitation Medicine, 39*, 97-102. doi: 10.2340/16501977-0043

Keighley, T. (2011). Globalização, tomada de decisão e tabu em enfermagem. *International Nursing Review, 59*, 181-186. doi: 10.1111/j.1466-7657.2011.00958.x

Kerridge, I., Lowe, M., & Stewart, C. (2009). *Ética e direito para as profissões da saúde* (3ª ed.). Annandale, AU: The Federation Press.

Kumlien, S., & Axelsson, K. (2002). Doentes com AVC em lares de idosos: comer, alimentar, nutrição e cuidados relacionados. *Journal of Clinical Nursing, 11*(4), 498-509. doi: 10.1046/j.1365-2702.2002.00636.x

Kuziemsky, C. E., Borycki, E. M., Purkis, M. E., Black, F., Boyle, M., Cloutier-Fisher, D., ... Wong, H. (2009). Quadro de comunicação de equipas interdisciplinares e sua aplicação à conceção de equipas electrónicas de cuidados de saúde. *BMC Medical Informatics & Decision Making, 9*, 43. doi: 10.1186/1472-6947-9-43

Kvigne, K., Kirkevold, M., & Gjengedal, E. (2004). Fighting back: The struggle to continue life and maintain the self after stroke. *Health care for Women International, 25*, 370-387. doi 10.1080/07399330490278376

Kwakkel, G., Kollen, B., & Lindeman, E. (2004). Compreender o padrão de recuperação funcional após o AVC: Factos e teorias. *Reconstructive Neurology and Neuroscience, 22*, 281-299. Obtido dehttp://iospress.metapress.com/content/lklu2jk6300dmjtq/?genre=article&issn=0922-   6028&volume=22&issue=3&spage=281

Langhorne, P., & Duncan, P. (2001). Does the organisation of post-acute stroke care really matter? *Journal of Rehabilitative Medicine, 32*, 268274. doi: 10.1161/01.STR.32.1.268

Lanin, N., Clemson, L., McClusky, A., Lin, C., Cameron, I., & Barras, S. (2007). Feasibility and outcomes of a randomised pilot study of pre-discharge occupational therapy home visits (Viabilidade e resultados de um estudo piloto aleatório de visitas domiciliárias de terapia ocupacional antes da alta). *BMC Health Services Research, 7*, 42. doi: 10.1186/1472-6963-7-42

LaSala, M. C. (2003). Quando a família é entrevistada: Maximizar a vantagem da informação privilegiada na investigação qualitativa com lésbicas e gays. Em W. Meezan e J. I. Martins (Eds.), *Research methods with gay, lesbian, bisexual and transgender populations* (p. 15-20). Nova Iorque, NY: Harrington Park Press.

LeCompte, M. D., & Schensul, J. L. (1999). *Ethnographer's toolkit.* Nova Iorque, NY: Altamira Press.

Lee, R. L. (2004). Caring for family members with stroke: The experiences of Chinese family carers. *Asian Journal of Nursing Studies, 7*(1), 18-27. Obtido em http://hdl.handle.net/10397/2494

Legge, J. (1971). *Confucian Analects, The Great Learning & The Doctrine of the Mean.* Londres: Dover Publications.

Leipzig, R. M., Hyer, K., Ek, K., Wallenstein, S., Vezina, M. L., Fairchild, S., ... Howe, J. L. (2002). Attitudes toward working in interdisciplinary health care teams: A comparison by speciality. *Journal of the American Geriatric Society, 50*, 1141-1148. doi: 10.1046/j.1532-5415.2002.50274.x

Lincoln, E., & Guba, Y. (1985). *Naturalistic enquiry*. Newbury Park, CA: Sage.

Lui, M. H. L., Lee, D. T. F., Greenwood, N., & Ross, F. M. (2011). Competências de resolução de problemas auto-avaliadas de enfermeiros de AVC informais como preditores de bem-estar e apoio social percebido. *Journal of Clinical Nursing 21*, 232-242. doi: 10.1111/j.1365-2702.2011.03742.x

Lutz, B. J. (2004). Determinantes para o local de alta de doentes com AVC. *Rehabilitation Nursing, 29*, 154-163. doi: 10.1002/j.2048- 7940.2004.tb00338.x

Mackenzie, J. A., Newby, G. J. (2008). A capacidade de tomar decisões sobre o local de alta após um acidente vascular cerebral: Um estudo piloto. *Journal of Clinical Rehabilitation, 22*, 1116-1126. doi: 10.1177/0269215508096175

MacLean, N., Pound, P., Wolfe, C., & Rudd, A. (2002). O conceito de motivação do doente: uma análise qualitativa das atitudes dos peritos em AVC. *Stroke, 33*, 444-448. doi: 10.1161/hs0202.102367

Madore, O. (2005). Canada Health Act: Overview and options (Lei sobre a Saúde no Canadá: Panorama e opções). Ottawa, ON: Parlamento do   Canadá. Obtido de http://www.parl.gc.ca/content/lop/researchpublications/944-e.htm

Malinowski, B. (1922). *The Argonauts of the Western Pacific [Os Argonautas do Pacífico Ocidental]*. Nova Iorque, NY: E.P. Dutton.

Mann, K., Ruedy, J., Millar, N., & Andreou, P. (2005). Atingir objectivos não cognitivos no ensino médico pré-graduado: percepções de estudantes de medicina, residentes, professores e outros profissionais de saúde. *Medical Education,   39.   40-48.* doi: 10.1111/j.1365- 2929.2004.02031.x

Marini, C., Totaro, R., De Santis, F., Ciancarelli, I., Baldasarre, M., & Carolei, I. (2001). Acidente vascular cerebral em adultos jovens no registo de L'Aquila baseado na comunidade: incidência e prognóstico. *Stroke, 32*, 52-56. doi: 10.1161/01.STR.32.1.52

Mauthe, R. W., Haat, D. C., Hayne, P., & Krall, J. M. (1996). Predicting the discharge location of stroke patients using a mathematical model based on six items of the Functional Independence Measure. *Archives of Physical Medicine and Rehabilitation, 77*, 10- 13. PII: S0003999396902129

Maxson, P. M., Dozois, E. J., Holubarg, S. D., Wrobleski, D. M., Dube, J. A., Klipfel, J. M., Arnold, J. J. (2011). Melhorar a colaboração enfermeiro-médico na tomada de decisões clínicas através da formação interdisciplinar em simulação de alta fidelidade. *Mayo Clinic Proceedings, 86*(1), 31-36. doi: 10.4065/mcp.2010.0282

McClain, C. (2005). Definição colaborativa de objectivos de reabilitação. *Topics in Stroke Rehabilitation, 12*(4), 56-60. doi: 10.1310/ELB1-EGKF- QUQC-VFE9

McCullagh, E., Brigstoke, G., Donaldson, N., & Karla, L. (2005). Determinantes da sobrecarga do cuidador e da qualidade de vida entre os cuidadores de doentes com AVC. *Stroke, 36*,   2181-2186. doi: 10.1161/ 01.STR.0000181755.23914.53

McDonaugh, T. A. (2005). Lições do tratamento da insuficiência cardíaca crónica. *Heart, 91*, 124-127. doi: 10.1136/hrt.2005.062067

McPherson, K. M., Brander, P., Taylor, W. J., & McNaughton, H. K. (2001). Living with arthritis: What is important? *Disability and Rehabilitation, 23*, 706-721. doi:10.1080/09638280110049919

Meijer, R., van Limbeek, J., Kriek, B., Ihnenfeldt, D., Vermeulen , M., & de Haan, R. (2004). Factores sociais de prognóstico na fase subaguda após o AVC para o local de alta da unidade hospitalar de AVC: uma revisão sistemática da literatura. *Disability and Rehabilitation, 26*, 191-197. doi:10.1080/09638280310001636437

Meirs, M., & Pollard, K. (2009). O papel dos enfermeiros nas equipas interprofissionais de cuidados de saúde e sociais. *Nursing Management, 15*(9), 30-35. doi: 10.7748/nm2009.02.15.9.30.c6882

Mickim, S., & Rodgers, S. (2000). The organisational context for teamwork: A comparison of health care and business literature. *Australian Health Review, 23*(1), 179-192. doi:10.1071/AH000179

Mitchell, D. (2009). Editorial, *British Journal of Learning Disabilities.* vol 37(2):87. doi:10:1111/j.1468-3156.2009.00551x

Morgan, G., Gliner, R., & Harmon, J. (2006). *Understanding and evaluating research in applied and clinical contexts (Compreender e avaliar a investigação em contextos clínicos e aplicados).* Mahwah, NJ: Lawrence Erlbaum.

Morse, J., & Field, P. A. (1994). *Qualitative research methods for health professionals (Métodos de investigação qualitativa para profissionais de saúde).* Thousand Oakes, CA: Sage.

Myco, F. (1984). Acidente vascular cerebral e sua reabilitação: a perceção do papel do enfermeiro na literatura médica e de enfermagem. *Journal of Advanced Nursing, 9*(5), 429-439. doi: 10.1111/j.136-2648.1984.tb00395.x

Myints, P.K., Vowler, S.L., Redmayne, O., Fulcher, R.A. (2008). Cognição, continência e estado de transferência no momento da alta de um hospital de agudos e a sua associação com o resultado desfavorável da alta após um AVC. Gerontology, 54:202-9 doi: 10.1159/000126491

Nancarrow, S. A., Booth, A., Ariss, S., Smith, T., Enderby, P., & Roots, A. (2013). Dez princípios para um bom trabalho em equipa interdisciplinar. *Recursos Humanos para a Saúde, 11*, 19. doi: 10.1186/1478-4491-11-19

Narayan, M.C., (2010). O impacto das culturas na avaliação e gestão da dor. American Journal of Nursing 110(4):38-47.

Instituto Nacional do Coração, Pulmão e Sangue (2013). Orientações operacionais e de financiamento para o ano fiscal de 2013. In *Diretrizes gerais de financiamento.* Disponível   em http://www.nhlbi.nih.gov/funding/policies/archive/operguid13.htm.

Nedeltchev, T., der Maur, D., Georgiadis, D., Arnold, M., Casa, V., Mattle, H., ... Bumgartner, R. (2005). Acidente vascular cerebral isquémico em adultos jovens: Predictors of outcome and recurrence. *Journal of Neurology, Neurosurgery and Psychiatry,   76,   191-195.* doi: 10.1136/jnnp.2004.040543

Neuman, V., Gutenbrunner, C., Failka-Moser, V., Christodoulou, N., Varela, E., Guistini, A., & Delarque, A. (2010). Trabalho de equipa interdisciplinar em medicina física e de reabilitação. *Journal of Rehabilitation Medicine, 42*, 4-8. doi: 10.2340/16501977-0483

Nguyen, T. A., Page, A., Aggarwal, A., & Henke, P. (2007). Social determination of discharge location for post-stroke patients with low FIM instrument scores on admission. *Archives of Physical Medicine & Rehabilitation, 88*, 740-744. doi:10.1016/j.apmr.2007.03.011

Noble, D. F., Sander, J. K., & Obenshain, C. M. (2000). *Cultural influences in decision making*. Vienna, VA: Evidence Based Research, Inc. recuperado de http://www.dodccrp.org/events/5th_ICCRTS/papers/Track5/085.pdf

O'Mahoney, P. G., Rodgers, H., Thomson, R. G., Dobson, R., & James, O. F. W. (1997). Stroke patients' satisfaction with information and advice received. *Clinical Rehabilitation, 11.* 68-72. doi: 10.1177/026921559701100110

O'Reilly, K., (2005). Key concepts of ethnography in nursing research, Sage Publications. ISBN:978-1412-2865-6

Organização para a Cooperação e Desenvolvimento Económico. (2011). *Procura-se ajuda? Providing and paying for long-term care.* Paris, FR: OCDE. Retirado de http://www.oecd.org/health/longtermcare/helpwanted

Orsinio, A., Cameron, J. I., Seidl, M., Mendessohn, D., & Stewart, D. E. (2003). Medical decision making and information needs in patients with end-stage renal disease. *General Hospital Psychiatry, 25*, 325-331. doi:10.1016/S0163-8343(03)00069-0

Ostawald, S.K., Davis, S., Herch, G, Kelly, C., & Goodman, K.M. (2008). Prática baseada em evidências para sobreviventes de AVC após a alta para casa. *Journal of Neuroscience Nursing* vol 40(3) 12-4. ISSN:0888-0395

Oyeyemi, A., & Sedenu, B. (2010). Utilização de um método de classificação para otimizar os resultados da reabilitação do AVC. *Physical & Occupational TherapyinGeriatrics* , *28*, 376-386. doi:10.3109/02703181.2010.533819

Parahoo, K. (2006). *Nursing Research: Principles, Process and Issues* (2ª ed.). Londres, Reino Unido: Palgrave MacMillan.

Paterson, B., & Thorne, S. (2000). Expert decision making in relation to unexpected blood glucose levels. *Research in Nursing Health, 23*,147-157. doi: 10.1002/(SICI)1098-240X(200004)23:2<147::AID- NUR7>3.0.CO;2-S

Periyakoil, V. S. (2008). Dores de crescimento: Os cuidados de saúde entram na era da "equipa". *Journal of Palliative Medicine, 11*, 171-175. doi: 10.1089/jpm.2008.9975

Pethybridge, J. (2004). Como o trabalho em equipa influencia o planeamento da alta hospitalar: um estudo de quatro equipas multidisciplinares num hospital ativo em Inglaterra. *Journal of Interprofessional Care, 18*, 29-41. doi:10.1080/13561820410001639334

Pike, K. L. (1967). *Language in relation to a unified theory of the structure of human behaviour (A linguagem em relação a uma teoria unificada da estrutura do comportamento humano)*. Haia, NL: Mouton.

Playford, E. D., Siegert, R., Levack, W., & Freeman, J. (2009). Areas of consensus and controversy on goal setting in rehabilitation: A conference report. *Clinical Rehabilitation, 23*, 334-44. doi: 10.1177/0269215509103506

Polit, D.F., & Beck, C.T., (2013). *Essentials of nursing research methods, appraisal and utilisation (Fundamentos dos métodos de investigação em enfermagem, avaliação e utilização)*. Lippincott Williams and Wilkins, ISBN:978-1-4511-7679-1

Popay, J., Rogers, A., & William, G. (1998). Rationales and standards for the systematic review of qualitative literature in health services research. *Qualitative Health*

Research, 8, 341-351. doi: 10.1177/104973239800800305

Potter, P. A., Perry, A. G., Ross-Kerr, J. C., & Wood, M. J. (2014). *Fundamentos canadenses de enfermagem* (5ª ed.). (n.p.): A. Mosby Canada.

Potthoff, S., Kane, R. L., & Franco, S. J. (1997). Melhorar o planeamento da alta hospitalar para pacientes mais velhos. *Health care Financing Review, 19*, 47-72. PMID: 10345406

Pratt, D.R., & Patel, N.D. (2008). Team process and team care for children with developmental disabilities. Paediatric Clinic, North America 55(6): 1375-90. doi:10.1016/j.pcl.2008.09.002

Putnam, K., DeWitt, L., Beyens, H., & Dejaeger, E. (2007). Reabilitação de doentes com AVC em regime de internamento: um estudo comparativo dos critérios de admissão em unidades de reabilitação de doentes com AVC em quatro países europeus. *Journal of Rehabilitation Medicine, 39*(1), 21-26. doi: 10.2340/16501977-0006

Redsell S., & Buck J. (2009). Tomada de decisões relacionadas com a saúde: a utilização de modelos de transferência de informação em diferentes contextos de prestação de cuidados. *Quality in Primary Care,* 17, 377-379. Obtido de http://docserver.ingentaconnect.com/deliver/connect/rmp /14791072/v17n6/s2.pdf?expires=1390337351&id=76955718&titleid =6620&accname=Guest+User&checksum=4B5007AFAED46C6B55 2ED24633170D79

Resnick, C., & Tighe, E. G. (1996). The role of multidisciplinary community clinics in managed care systems. *Social Work, 42*, 91-98. doi: 10.1093/sw/42.1.91

Reuben, D. B., Levy-Storms, L., Yee, M. N., Lee, M., Cole, K., & Waite, M. (2004). Divisão disciplinar: um guia para a formação de equipas interdisciplinares de geriatria. *Journal of the American Geriatrics Society, 52*, 10001006. doi: 10.1111/j.1532-5415.2004.52272.x

Rice, P. L. & Ezzy, D. (1999). *Qualitative research methods: a focus on health (Métodos de investigação qualitativa: um enfoque na saúde*). Melbourne, AU: Oxford University Press. ISBN9780195506105

Richards, L., & Morse, J. (2007). *Read me first: A user's guide to qualitative methods.* Thousand Oaks, CA: Sage.

Roman, M. W. (2006). O processo de recuperação: uma história de dois homens. *Issues in Mental Health Nursing, 27,* 537-557. doi:10.1080/01612840600600016

Roper, J.M., Shapiro, J. (1999). Ethnography in nursing research. Sage Publications. ISBN:9780761908746

Rubenfeld, G., & Scheffer, B. (2010). *Critical thinking tactics for nurses: Achieving the IOM competencies* (2ª ed.). Sudbury, MA: Jones & Bartlett.

Salas, E., Rosen, M. A., & Diaz-Granados, D. (2010). Intuição baseada em competências e tomada de decisões nas organizações. *Journal of Management, 36*, 941-973. doi: 10.1177/0149206309350084

Salas, E., Sims, D.E., & Burke, C.S.(2005). Is therebig five in teamwrok? *Small Group Research, 36*, 555-599. doi: 10.1177/1046496405277134

Salter, H., Moses, M., Foley, N., & Teasell, R. (2008). Qualidade de vida relacionada com a saúde e reabilitação do AVC: O que estamos a medir? Jornal Internacional de Investigação em Reabilitação, 312:111-117

Sandman, L., & Munthe, C. (2009). Tomada de decisão partilhada e autonomia do paciente. *Theoretical Medicine & Bioethics 30*(4), 289-310. doi:10.1007/s11017-009- 9114-4

Secrest, J. (2000). Transforming the relationship: The experiences of primary caregivers of stroke survivors. *Rehabilitation Nursing, 25*, 93-99. doi: 10.1002/j.2048-7940.2000.tb01877.x

Shanmugasundaram, S., & O'Conner, M. (2009). Palliative care for Indian migrants in Australia: experiences of families of terminally ill patients (Cuidados paliativos para imigrantes indianos na Austrália: experiências de famílias de doentes terminais). *Indian Journal of Palliative Care, 15*, 76-83. doi: 10.4103/0973-1075.53589

Shen, Q., Cordato, D. J., Chan, D. K., & Kokkinos, J. (2005). Comparação de factores de risco de AVC e resultados em pacientes de origem anglófona e não anglófona. *Neuroepidemiology, 24*, 79-86. doi:10.1159/000081054

Shenton, A. K. (2003). Estratégias para garantir a fiabilidade em projectos de investigação qualitativa. *Educação para a Informação, 22*(2), 63-75. EJ792970

Simon, C., Kumar, S., & Kendrick, T. (2008). Apoio formal aos sobreviventes de AVC e aos seus prestadores de cuidados informais na comunidade: um estudo de coorte. *Health and Social Care in the* Community, *16*, 582-592. doi: 10.1111/j.1365-2524.2008.00782.x

Simon, E. P., Showers, N., Blumenfield, S., Holden, G., & Wu, K. (1995). The provision of home care services after discharge: what really happens. *Health & Social Work, 20*, 5-14. doi:10.1093/hsw/20.1.5

Ski, C., & O'Connell, B. (2007) Stroke: the increasing complexity of carers' needs. *Journal of Neuroscience Nursing, 39*, 172-179. Obtido em http://journals.lww.com/jnnonline/toc/2007/06000

Skills for Health (2006). Delivering a flexible workforce to support better health and health services- The case for change (Setor Skills Agreement Stage 3) www.guidance-research.org/future- trends/helth/links

Smith, L. N., Lawrence, M., Kerr, S. M., Langhorne, P., & Lees, K. R. (2004). Informal carers' experiences of caring for stroke survivors. *Journal of Advanced Nursing, 46*, 235-244. doi: 10.1111/j.1365- 2648.2004.02983.x

Smith, D.S., Gignac A.M., Richardson. D., Cameron, G.I., (2008). Diferenças nas experiências e necessidades de apoio dos familiares prestadores de cuidados a sobreviventes de AVC: a idade é importante? *Topics in Stroke Rehabilitation 15(6): 593-601*. doi: 10.1097/TGR.0b013e3181bdd6e4

Spradley, J.P., (1979). A entrevista etnoráfica. Publicações Wadswoth

Stevermuer, T.L. (2012). O relatório AROC: O estado da reabilitação na Austrália. Pesquisa Online Wollongong Health Research Institute.Library:research-pubs@uow.edu.au

Strasser, D. C., Uomoto, J. M., & Smits, S. J. (2008). A equipa interdisciplinar e a reabilitação de politraumatizados: Uma receita para a parceria. *Archives of Physical Medicine & Rehabilitation, 89*, 179-181. doi: 10.1016/j.apmr.2007.06.774

Stenanik, M., (ND). Brainyquote.com.Retrieved September 29,2014,from brainyquote.comwebsite. http://www.brainyquote/m/mattiestep319300.html

Stein, H.F., (1991). O papel dos parâmetros biomédicos na tomada de decisões clínicas:

uma abordagem etnográfica. Qualitative Health Research. Sage Publications 1(1):6-26 doi:10.1177/10497329100100102

Suddick, K. M., & Souza, L. H. (2006). Experiências e percepções dos terapeutas sobre o trabalho em equipa na reabilitação neurológica: Processos críticos no trabalho em equipa eficaz e ineficaz. *Journal of Interprofessional Care, 21,*   669-686. doi: 10.1080/13561820701722634

Suhonen, R., Nenonen, H., Laikka, A., & Valimak, M. (2005). As necessidades de informação dos doentes e a informação recebida não coincidem no hospital. *Journal of Clinical Nursing, 14,*   1167-1176. doi: 10.1111/j.1365-2702.2005.01233.x

Southon, A., Braithwaite, J. (2000). *O fim do profissionalismo? In changing practice in health and social.* Ed(s), Davies, C. Finlay, L., Bullman, A. 300-7. London Sage em associação com a Open University Press

Sutherland, J. M. & Crump, R. T. (2011). Exploring Alternative Levels of Care (ALC) and the Role of Funding Policy: An Evolving Evidence Base for Canada. *CHSRF Series of Reports on Cost Drivers and Health System Efficiency, Paper 8.* Disponível em: http://www.cfhi- fcass.ca/sf-docs/default-source/commissioned-research-reports/0666- HC-Report-SUTHERLAND_final.pdf?sfvrsn=0

Teasell, R., Foley, N., Salter, K., & Jutai, J. (2008). A blueprint for transformative stroke rehabilitation care in Canada: the case for change. *Archives of Physical Medicine and Rehabilitation, 89*(3), 575-578. doi: 10.1016/J.APMR.2007.08/64.

Teasell, R., Meyer, M., Foley, N., Salter, K., & Willems, D. (2009). Stroke rehabilitation in Canada: A work in progress. *Topics in Stroke Rehabilitation, 16,* 11-19. doi: 10.1310/tsr1601-11

Thompson, L., Aranda, E., Robbins, S. P., & Swenson, C. (2000). *Tools for teams: Building effective teams in the workplace.* Boston, MA: Pearson Custom Publishing.

Thompson, H. S., & Ryan, A. (2009). O impacto das consequências do AVC na relação cônjuge na perspetiva da pessoa afetada. *Journal of Clinical Nursing 18(2):1803-1811.* doi: 10.1111/j.1365-2702.2008.02694.x

Thylesford, I., Persson, O., Hellstrom, D. (2005). Tipos de equipa, eficiência percebida e clima de equipa no trabalho em equipa interprofissional sueco. *Jornal de Enfermagem Interprofissional* 19,102-114

Sistema de dados normalizado para a reabilitação médica. (2012). The FIM instrument: Its background, structure, and utility (O instrumento MIF: antecedentes, estrutura e utilidade). Buffalo, NY: UDSMR.   Retrievedfrom http://www.udsmr.org/Documents/The_FIM_Instrument_Background _structure_and_usability.pdf

Visser-Meily, A., Post, M., Gorter, J. W., Berlekom, S. B., van den Bos, T., & Lindeman, E. (2006). A reabilitação de doentes com AVC necessita de uma abordagem centrada na família. *Disability and Rehabilitation, 28,* 15571561. doi: 10.1080/09638280600648215

Weeks, S.M. (2013). A colaboração Cochrane. *Western Journal of Research.* 1-3 doi:10.10.117/0193945913491839

Wheeler, D. C., Szymanski, M., Black, A., & Nelson, D. E. (2011). Aplicação de estratégias de paternalismo libertário à tomada de decisões no rastreio de antigénios específicos da próstata. *Journal of BMC Cancer, 11,* 148. doi:10.1186/1471-2407-11-148

Wheeler-Wilcox, E. (2011). *O coração do novo pensamento*. A empresa de pesquisa de psíquicos, Temple Chambers London Eng.

Whitmer, M., Hughs, B., Hurst, S. M., & Young, T. B. (2005). Soluções inovadoras: Conference note on family progress. *Dimensions of Critical CareNursing ,24*, 83-88. Obtido de http://journals.lww.com/dccnjournal/pages/articleviewer. aspx?year=2005&issue=03000&article=00009&type=abstract

Williams, K.L. (2013). Reabilitação precoce e terapia ocupacional após acidente vascular cerebral. www.livestrong.com

Winter, G. (2000). Uma decisão comparativa sobre o conceito de validade na investigação qualitativa e na investigação quantitativa. *The Qualitative Report, 4*(3-4). Retirado de http://www.nova.edu/ssss/QR/QR4-3/winter.html

Organização Mundial de Saúde (2012). *Estatísticas mundiais de saúde anuais.* Obti do de http://who.int/gho/publications/world_health_statistics/en/

Organização Mundial de Saúde. (2003). *Relatório sobre a Saúde no Mundo 2003 - Moldar o futuro*. Disponível em http://www.who.int/whr/2003/en/

Young, J., Murray, J., & Foster, A. (2003). Revisão dos problemas a longo prazo após um acidente vascular cerebral incapacitante. *Reviews in Clinical Gerontology, 13*, 55-65. doi: 10.1017/S0959259803013157

Zaccaro, S. J., Rittman, A. L., & Marks, M. A. (2001). Team leadership. *The Leadership Quarterly, 12*, 451-483. doi: 10.1016/S1048- 9843(01)00093-5

Índice

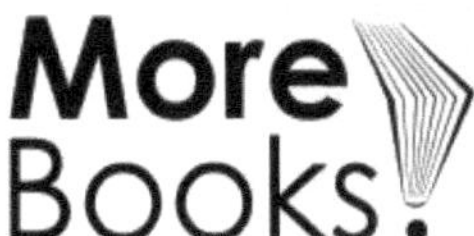

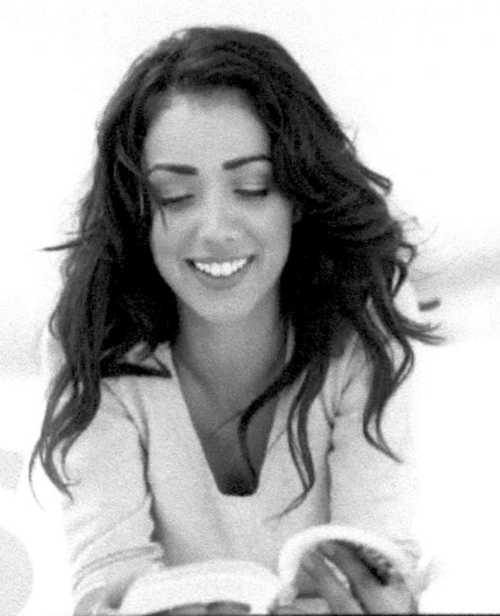

yes
I want morebooks!

Buy your books fast and straightforward online - at one of world's fastest growing online book stores! Environmentally sound due to Print-on-Demand technologies.

Buy your books online at
www.morebooks.shop

Compre os seus livros mais rápido e diretamente na internet, em uma das livrarias on-line com o maior crescimento no mundo! Produção que protege o meio ambiente através das tecnologias de impressão sob demanda.

Compre os seus livros on-line em
www.morebooks.shop

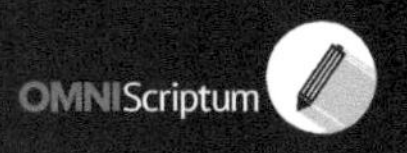

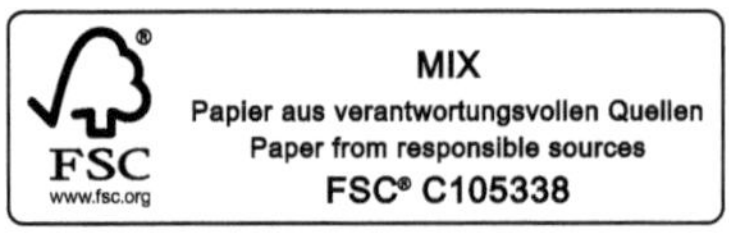

Printed by Books on Demand GmbH, Norderstedt / Germany